U0394761

朱养心传统膏药制作技艺

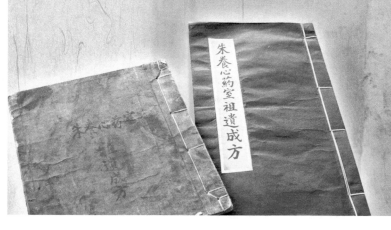

朱养心传统膏药制作技艺

总主编 金兴盛

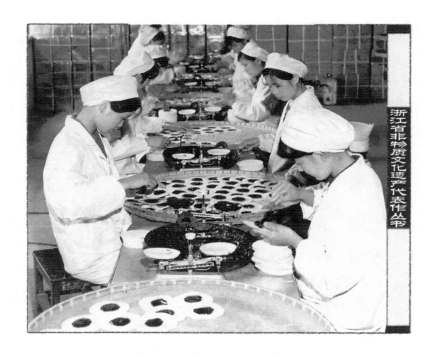

浙江省非物质文化遗产代表作丛书

浙江摄影出版社

李阅东 叶华醒 编著

总 序

中共浙江省委书记
省人大常委会主任 夏宝龙

　　非物质文化遗产是人类历史文明的宝贵记忆, 是民族精神文化的显著标识, 也是人民群众非凡创造力的重要结晶。保护和传承好非物质文化遗产, 对于建设中华民族共同的精神家园、继承和弘扬中华民族优秀传统文化、实现人类文明延续具有重要意义。

　　浙江作为华夏文明发祥地之一, 人杰地灵, 人文荟萃, 创造了悠久璀璨的历史文化, 既有珍贵的物质文化遗产, 也有同样值得珍视的非物质文化遗产。她们博大精深, 丰富多彩, 形式多样, 蔚为壮观, 千百年来薪火相传, 生生不息。这些非物质文化遗产是浙江源远流长的优秀历史文化的积淀, 是浙江人民引以自豪的宝贵文化财富, 彰显了浙江地域文化、精神内涵和道德传统, 在中华优秀历史文明中熠熠生辉。

　　人民创造非物质文化遗产, 非物质文化遗产属于人民。为传承我们的文化血脉, 维护共有的精神家园, 造福子孙后代, 我们有责任进一步保护好、传承好、弘扬好非物质文化遗产。这不仅是一种文化自觉，是对人民文化创造者的尊重，更是我们必须担当和完成好的历史使命。对我省列入国家级非物质文化遗产保护名录的项目一项一册，编纂"浙江省非物质文化遗产代表作丛书"，就是履行保护传承使命的具体实践，功在当代，惠及后世，有利于群众了解过去，以史为鉴，对优秀传统文化更加自珍、自爱、自觉；有利于我们面向未来，砥砺勇气，以自强不息的精神，加快富民强省的步伐。

党的十七届六中全会指出，要建设优秀传统文化传承体系，维护民族文化基本元素，抓好非物质文化遗产保护传承，共同弘扬中华优秀传统文化，建设中华民族共有的精神家园。这为非物质文化遗产保护工作指明了方向。我们要按照"保护为主、抢救第一、合理利用、传承发展"的方针，继续推动浙江非物质文化遗产保护事业，与社会各方共同努力，传承好、弘扬好我省非物质文化遗产，为增强浙江文化软实力、推动浙江文化大发展大繁荣作出贡献！

（本序是夏宝龙同志任浙江省人民政府省长时所作）

前 言

浙江省文化厅厅长 金兴盛

要了解一方水土的过去和现在,了解一方水土的内涵和特色,就要去了解、体验和感受它的非物质文化遗产。阅读当地的非物质文化遗产,有如翻开这方水土的历史长卷,步入这方水土的文化长廊,领略这方水土厚重的文化积淀,感受这方水土独特的文化魅力。

在绵延成千上万年的历史长河中,浙江人民创造出了具有鲜明地方特色和深厚人文积淀的地域文化,造就了丰富多彩、形式多样、斑斓多姿的非物质文化遗产。

在国务院公布的四批国家级非物质文化遗产名录中,浙江省入选项目共计217项。这些国家级非物质文化遗产项目,凝聚着劳动人民的聪明才智,寄托着劳动人民的情感追求,体现了劳动人民在长期生产生活实践中的文化创造,堪称浙江传统文化的结晶,中华文化的瑰宝。

在新入选国家级非物质文化遗产名录的项目中,每一项都有着重要的历史、文化、科学价值,有着典型性、代表性:

德清防风传说、临安钱王传说、杭州苏东坡传说、绍兴王羲之传说等民间文学,演绎了中华民族对于人世间真善美的理想和追求,流传广远,动人心魄,具有永恒的价值和魅力。

泰顺畲族民歌、象山渔民号子、平阳东岳观道教音乐等传统音乐，永康鼓词、象山唱新闻、杭州市苏州弹词、平阳县温州鼓词等曲艺，乡情乡音，经久难衰，散发着浓郁的故土芬芳。

泰顺碇步龙、开化香火草龙、玉环坎门花龙、瑞安藤牌舞等传统舞蹈，五常十八般武艺、缙云迎罗汉、嘉兴南湖掼牛、桐乡高杆船技等传统体育与杂技，欢腾喧闹，风貌独特，焕发着民间文化的活力和光彩。

永康醒感戏、淳安三角戏、泰顺提线木偶戏等传统戏剧，见证了浙江传统戏剧源远流长，推陈出新，缤纷优美，摇曳多姿。

越窑青瓷烧制技艺、嘉兴五芳斋粽子制作技艺、杭州雕版印刷技艺、湖州南浔辑里湖丝手工制作技艺等传统技艺，嘉兴灶头画、宁波金银彩绣、宁波泥金彩漆等传统美术，传承有序，技艺精湛，尽显浙江"百工之乡"的聪明才智，是享誉海内外的文化名片。

杭州朱养心传统膏药制作技艺、富阳张氏骨伤疗法、台州章氏骨伤疗法等传统医药，悬壶济世，利泽生民。

缙云轩辕祭典、衢州南孔祭典、遂昌班春劝农、永康方岩庙会、蒋村龙舟胜会、江南网船会等民俗，彰显民族精神，延续华夏之魂。

我省入选国家级非物质文化遗产名录项目，获得"四连冠"。这不仅是我省的荣誉，更是对我省未来非遗保护工作的一种鞭策，意味着今后我省的非遗保护任务更加繁重艰巨。

重申报更要重保护。我省实施国遗项目"八个一"保护措施，探索落地保护方式，同时加大非遗薪传力度，扩大传播途径。编撰浙江非遗代表作丛书，是其中一项重要措施。省文化厅、省财政厅决定将我省列入国家级非物质文化遗产名录的项目，一项一册编纂成书，系列出版，持续不断地推出。

这套丛书定位为普及性读物，着重反映非物质文化遗产项目的历史渊源、表现形式、代表人物、典型作品、文化价值、艺术特征和民俗风情等，发掘非遗项目的文化内涵，彰显非遗的魅力与特色。这套丛书，力求以图文并茂、通俗易懂、深入浅出的方式，把"非遗故事"讲述得再精彩些、生动些、浅显些，让读者朋友阅读更愉悦些、理解更通透些、记忆更深刻些。这套丛书，反映了浙江现有国家级非遗项目的全貌，也为浙江文化宝库增添了独特的财富。

在中华五千年的文明史上，传统文化就像一位永不疲倦的精神纤夫，牵引着历史航船破浪前行。非物质文化遗产中的某些文化因子，在今天或许已经成了明日黄花，但必定有许多文化因子具有着超越时空的生命力，直到今天仍然是我们推进历史发展的精神动力。

省委夏宝龙书记为本丛书撰写"总序"，序文的字里行间浸透着对祖国历史的珍惜，强烈的历史感和拳拳之心。他指出："我们有责任进一步保护好、传承好、弘扬好非物质文化遗产。这不仅是一种文化自觉，是对人民文化创造者的尊重，更是我们必须担当和完成好的历史使命。"言之切切的强调语气跃然纸上，见出作者对这一论断的格外执着。

非遗是活态传承的文化，我们不仅要从浙江优秀的传统文化中汲取营养，更在于对传统文化富于创意的弘扬。

非遗是生活的文化，我们不仅要保护好非物质文化表现形式，更重要的是推进非物质文化遗产融入愈加斑斓的今天，融入高歌猛进的时代。

这套丛书的叙述和阐释只是读者达到彼岸的桥梁，而它们本身并不是彼岸。我们希望更多的读者通过读书，亲近非遗，了解非遗，体验非遗，感受非遗，共享非遗。

2015年12月20日

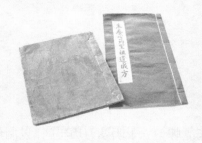

目录

朱养心医药品牌创立于明朝万历年间，以制作膏药为代表的传统外用药品闻名，是杭州市现存的历史最悠久的老字号之一。四百多年来，经创始人朱养心及其后裔、传人世代传承发展，朱养心传统膏药形成了一套完整的制作工艺。其膏药制作一品一方，精选地道药材，严把选料、炸药、炼油、下丹、收膏、去火毒、烊膏、摊涂、包装各个环节质量关，精到而讲究。朱养心所生产的狗皮膏、铜绿膏、红膏药、鸡眼膏等产品，广受群众信赖，是农耕文明时期传统医药文化的瑰宝。2011年，朱养心传统膏药制作技艺被列入第三批国家级非物质文化遗产名录。

1989年，朱养心药厂迁至拱墅区教工路601号（原唐门路49号），传统膏药制作技艺经挖掘、整理得到进一步发展。1999年10月，该厂加盟杭州华东医药集团有限公司，成为华东医药集团旗下的企业之一。目前仍在生产的狗皮膏、万灵五香膏、清凉膏药三种传统膏药产品，在国内外市场备受青睐，为治疗群众疾病、保障人民健康发挥着独特的作用。

我曾经到过朱养心传统膏药生产车间，详细了解其选料、制作过程，一张看似简单的狗皮膏，却要经过九道工序，历时半月之久，可谓精益求精。朱养心传统膏药在群众中有很好的口碑，不禁让人感叹中国传统医药技艺的精妙。非物质文化遗产是劳动人民非凡创造力的重要结晶，是民族优秀历史文化的沉淀。活态传承是对非物质文化遗产最好的保护。近年来，我们成立了非物质文化遗产保护中心，建立了三十个非物质文化遗产传承基地。在推进产业转型的同时，注重延续产业文脉，加强保护、传承和弘扬，以继续发挥其实用价值。朱养心传统膏药制作技艺即为其中之一。

在浙江省文化厅的指导下，由杭州市拱墅区文化广电新闻出版局组织力量编写的《朱养心传统膏药制作技艺》作为全省非物质文化遗产代表作丛书之一即将付梓出版。该书广泛收集了历史文献、民间传说等各类资料，比较全面地介绍了朱养心传统膏药制作技艺及传承、保护、发展的过程。我们期望本书有助于从膏药这个侧面反映杭州的传统医药文化，有助于对朱养心传统膏药这朵药圃奇葩的保护，有助于朱养心膏药更好地服务群众。

中共杭州市拱墅区区委书记 许明
2015年11月

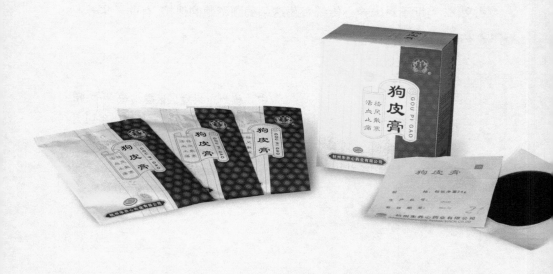

一、概述

杭州朱养心药业有限公司前身系杭州朱养心药室，创建于明代天启年间，原名朱氏日生堂药室。其制作和销售传统膏药则可追溯到万历年间的余姚（朱养心的原籍）。朱养心从立足杭城到名闻遐迩，与杭州的自然和人文环境有密切联系。

江南的气候较为潮湿，夏季酷暑，疮痈疖多发。吃苦耐劳的民众则常有筋骨之伤。朱养心膏药使用简便、价格低廉、疗效显著，深合群众的需求。

朱养心药室所在的商业环境优良，尽占天时、地利、人和，成为杭州城内迄今历史最长的中药老字号。

一、概述

[壹]朱养心传统膏药产生的地理人文环境

杭州朱养心药业有限公司前身朱养心药室,原名朱氏日生堂药室,创建于明代后期,以制作和销售传统膏药而闻名。创始人朱养心,明朝天启年间从浙江余姚迁至杭州吴山脚下河坊街的大井巷。它虽在历史的社会动乱中迭经磨难,却一直延续至今,成为杭州城内迄今历史最长的中药老字号,传统膏药是其最具特色的产品。

杭州自秦建城以来已有两千多年历史,隋唐时成为东南名郡,钱氏吴越国以杭州为首府,宋室南渡后定都于临安(今杭州)。杭州素称东南都会、文物之邦,以中国七大古都之一跻身国家历史文化名城之列。

在杭州丰厚的文化积淀中,医药文化占有重要的一席。东海徐氏自东晋至南朝六世名医,刘宋元嘉年间在钱唐(唐代避国讳改称钱塘)行医的徐道度应宋文帝之召为诸皇子疗疾,无不绝验。宋文帝赞曰:"天下五绝,而皆出钱唐。"其中一绝指的就是"徐道度疗疾"。

北宋钱塘沈括为官京师,眉山苏轼宦游杭州,两位先贤一为大科学家,一为大文学家,皆精通医药。北宋元祐年间,杭州太守苏轼拨官帑、捐俸禄，创建我国第一所面向民众的公立医院安乐坊，常亲临视察，还亲自配制圣散子丸供治疗用。宋人将苏轼与沈括的相关医著合编为《苏沈良方》，对后世医家颇有影响。

南宋建行都于临安（今杭州），太平惠民局、惠民和剂局、施药局等官立制药工场应运而生并快速发展。这些举措很大程度上推动了杭州医药事业的发展。更为重要的是，宋室南渡给杭州带来了大量人才，其中相当部分是医药人才。他们中不少人定居于此，代继医业，形成影响深远的医药世家。

杭州是我国传统药材的重要产地，南北朝陶弘景的《神农本草经集注》序中记载了"钱唐三建"，即乌头、附子、天雄，是伤科要药；而"浙八味"白术、白芍、浙贝母、杭白菊、延胡索（元胡）、玄参、笕麦冬、温郁金被业界认定以浙产为道地。"浙八味"功效似可归结为两类：一类是"清、散"，如浙贝母、杭白菊、玄参、延胡索、温郁金，另一类是"调、补"，如白芍、白术等。其中"清"包括泄热、逐淤，"散"包括开郁、散结、活血，而"调、补"则为调理气血阴阳。

据史籍记载，"浙八味"在浙江种植已有一千多年的历史，其中白术、白芍、延胡索、玄参、杭白菊、笕麦冬均主产于杭州，前四种是外科、骨伤科要药。明万历《钱塘县志》载：白术"产于於潜者最佳，诸方并珍之。"《本草品位精要》中以杭州白术为地道。据史料记载，直到清末民初，杭州西郊留下、小和山、南高峰、翁家山一带仍

"皆产野术"，而且为白术中佼佼者，"较他产野术尤力倍"。延胡索在杭郊笕桥一带栽种已近千年，直至抗战前仍为大宗产品。

杭州城东笕桥药材出产甚多，著名的就有玄参、荆芥、牛蒡子、麦门冬、地黄、薄荷、草决明、千金子、冬瓜皮、冬瓜子、白芷、白芥子、萝卜子、泽兰、地枯娄、黄麻子、地鳖虫、僵蚕，号称"笕十八"。笕十八中的地黄、白芷、地鳖虫也是治疡、治伤的常用药材。在北宋，杭州还以出产治伤药材木鳖子出名。

明成化时山栀子被列为杭州土贡，嘉靖时仁和县（今杭城东、北郊）香白芷被列为"堪以充贡"的十三味药材之一。据民国《杭县志稿》记载，直至清末民初，地黄、牛膝、香附、草乌、白芨、刘寄奴、大黄、续断、苦参、山栀子、威灵仙等可以疗伤治疡的中草药仍随处可见。

杭州药市历史悠久，是我国传统药材的重要产地和集散地之一。南宋时，杭州商业繁荣，店铺林立。其中有香药、药材贸易。杭城中药店较著名的有蒋正斋药室、夏应祥的寿安堂药室和潘氏中和堂等多家，城内还有卖杖丹膏和胎骨丸的药铺。明末杭城出现药材牙行，即批发市场。这些店铺牙行不乏来自海外的伤疡必需的香料类名贵药材。

城市繁荣必然促进医药发展。杭州向为医家渊薮，最著名的中医流派是发端于明末、辉煌于清初的钱塘医派。

　　钱塘医派的杰出人物众多。与朱养心同时代的卢复是著名医家,一生著述丰富。其子卢之颐,生于明万历二十七年(1599年),卒于清康熙三年(1664年),继承父业、秉承父志,创建了名医迭出、绵延两百余年的钱塘医派。钱塘医派的另一位创始者张遂辰,字卿子,生于明万历十七年(1589年),卒于清康熙六年(1667年),原籍江西,随父迁居杭州,幼年体弱多病不能治愈,刻苦自学遂成良医,他晚年所居的杭州城东菖蒲巷后由此更名为"张卿子巷"。与张遂辰同为"西泠十子"的陆圻也是杭州名医。

　　朱养心从余姚单身来杭州之初,一无雄资,二无靠山,其医术也尚未为杭人所识,要在医药荟萃的杭州立足,实在有些"长安米贵,居大不易"。但最终他不但站稳了脚跟,而且完成了从单纯悬壶到药品制作、经营的嬗变。其后人"蒙故业,因遗策",四百年间大体可谓长盛不衰。其重要原因之一是他有审时度势、把握机遇的商业智慧,选址吴山之麓就是颇具眼光的明智之举。

　　按田汝成《西湖游览志》中的说法,吴山是春秋时吴国南界,以别于越国之地,故称吴山;也有说因伍子胥的原因讹"伍"为"吴",得名吴山,因此府志中亦称胥山。吴山并非仅为一座山,而是杭州诸山之宗天目山的余脉,杭城南部自西南向东北绵延的一系列小山的统称。《西湖游览志》中列举这些小山为宝月山、峨眉山、竹园山、石佛山、七宝山、金地山、瑞石山(又称紫阳山)、宝莲山、清平山,

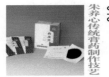
总曰吴山。直至近代，宝月、石佛、七宝、金地、瑞石、宝莲、清平等山名仍在。此外，还有铁冶山、螺蛳山、伍公山、云居山、粮道山等，大致连为一体。

北宋词人柳永《望海潮》一词写的就是登临吴山眺望杭城美景的情形：

> 东南形胜，三吴都会，钱塘自古繁华。烟柳画桥，风帘翠幕，参差十万人家。云树绕堤沙，怒涛卷霜雪，天堑无涯。市列珠玑，户盈罗绮，竞豪奢。

> 重湖叠巘清嘉。有三秋桂子，十里荷花。羌管弄晴，菱歌泛夜，嬉嬉钓叟莲娃。千骑拥高牙，乘醉听箫鼓，吟赏烟霞。异日图将好景，归去凤池夸。

吴山是老杭州的象征之一，名声不亚于西湖。北麓鼓楼与大井巷傍南宋皇城，是御街所经之处，直至明清和民国早期，那里仍为杭州城最繁华的地段。

鼓楼是南宋皇城设谯鼓、报时辰之所，又称朝天门，一头傍伍公山，一头依护城的中河，连接着南北狭长、形似腰鼓的杭州古城区。南面一街一巷，从鼓楼的门洞穿过，呈扇形向东西扩展。街巷上店家鳞次栉比，拥有辐辏城市中心、招引八方来客的地利。街，就是宋、明、清时的大街，民国起改称中山路；巷，就是大井巷。

旧时杭城春季的香市是最热闹的时节，外来的游人少不了逛吴山。那时，从城南而入的香客，上吴山有两条路：一条走环翠楼山道，另一条走伍公山坡阶。朱养心就在这两条道路之间游人必经处盘下了一爿依山小铺，以他仁厚的品格与独到的产品，将"朱养心"三字铭刻成各地香客的口碑，长盛不衰。

吴山古为杭州宗教荟萃之地，向有七十二庙之说，实际上远不止此数。杭州名山往往是释、道、儒三分天下，然而又各有所重。如果说天竺以梵音缭绕为胜，吴山则以黄冠羽士为渊薮。吴山有唐代始建的玄妙观，建于北宋的东岳庙、承天灵应观；三茅宁寿观则为南宋殿前十大宫观之一，南宋初还有通玄观、太岁庙、火德星君庙以及号称天、地、水府相济的三官庙。元初的紫阳庵其名曰庵，实际上

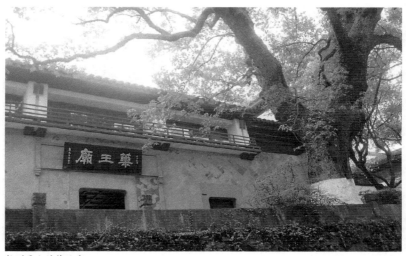

杭州吴山的药王庙

是一个道观，庵中道士还辟了栽药圃。吴山紫阳台建有奉祀太上老君及道教十子的列仙堂，称为"太清仙境"。与吴山隔西湖相望的葛岭，相传是晋代葛洪炼丹的地方。葛洪是一位集化学家、医药家、高道于一身的传奇人物，被称为我国的化学鼻祖。葛岭、吴山起着互为烘托、点缀杭城的作用。

杭城与医药关系最大、影响最广的祠庙当推药王庙，也在吴山。药王庙建于南宋初，原名惠应庙，明代易额为神龙应化庙。《西湖游览志》中描述的应化庙为"两庑绘二十四仙医，相传佐神农氏采药者也"。

应化庙屡毁屡建，清同治年间，杭州药业巨子胡雪岩率先捐巨资，城内各大药号纷纷响应，重建新庙，改为吴山药王庙，并成为杭

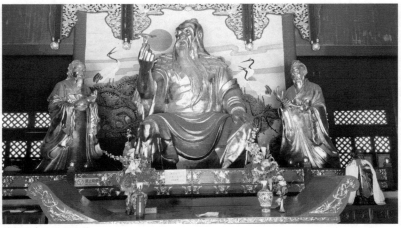

药王庙中的孙思邈像

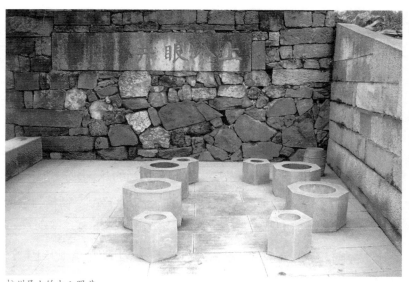

杭州吴山的上八眼井

城中药业的重要活动场所，也是人们顶礼膜拜祈求康健的地方。

吴山泉水丰沛，其间的白鹿泉，与龙井、虎跑并称为西湖"龙虎鹿"三大名泉。吴山玄妙观内有子午泉，清平山东南麓开元寺内有石髓泉，此外还有涌泉（又名青衣泉）、洗心泉、白鹤泉、石龙泉、双叠泉以及泉水聚成的乌龙潭、二不池、月波池、涤凡池、净鉴池、瑶池，等等。

丰富的地下水使众多水井应运而生，在参差十万人家的杭州形成一道景观，吴山周边尤其集中。以往峨眉庵西有井八眼，人称上八眼井，井水常年不涸。其下又有井八眼，人称下八眼井。

早在北宋，《太平寰宇记》中就有记载："胥山北有寒泉并溢，清甘不竭。"伍公山北麓的吴山坊，也就是后称大井巷的中段南侧，有"钱塘第一井"。此井之水遇旱不涸，遇涝不溢。南宋《临安志》称："其泉为吴山独源所注，不杂江湖之味。泓深莹渚，异于诸井。"南宋淳祐七年（1247年），杭州大旱，城内诸井尽涸，唯有此井每日取水万桶而不浅。之后竟连所在的街巷也因该井得名大井巷。吴山附近还有郭璞井、郭儿井以及以上述泉潭而名的井。书院、寺观、店铺、宅第内，几乎无处不井。朱养心药室出名，其产品品质佳与生产用水品质优良有很大关系。

生活环境产生的病谱，是朱养心品牌发展壮大的客观原因。江南地低水多，气候潮湿，人多痰湿之症。传统医学理论认为发背"多由痰湿稽留太阳之络，营卫循序失常"所致；瘰疬乃"胆火挟痰凝结"而成；疔疮更是"湿火蕴结，血凝毒滞"所致；湿疮由"风湿热蕴蒸脾肺两经"而作。江南的自然环境在相当程度上为朱养心药室的发展奠定了市场基础。

杭州地处东南沿海，风、寒、暑、湿、燥、火这些致病因素一应俱全，疮痈疖肿多发，直至四五十年前，每到炎夏，头、面、手臂疖痈患者仍随处可见，农村人常摘些丝瓜叶一贴了之。江浙富庶之地，这是底层百姓吃苦耐劳所造就的，而他们的辛勤劳动必然会有筋骨之伤、肌肤之损，简便有效的疗法、价廉的药品，很自然就成为人们的需求。朱养心的产品正好具有这样的优势，故有了生存发展的空间。

俯视明清杭城医家分布，似乎城区多内科，外科大多分布于城郊诸县乡。临平邬氏骨伤科始于清初；塘栖下角桥俞氏外科发轫于明末清初，相传已十三代；塘栖宏畔莫氏自清代中期相传已七代，以善治疗疮闻名；东塘鲁氏道光时已以治疗骨伤著称。

浙北有三大疡科——德清戈亭曲溪湾潘氏、吴兴菱湖东南湾夏氏以及袁家汇吴氏，夏氏、吴氏实际上也源于潘氏。潘氏先世以疡科闻名，其学说散布于苏、浙、皖等地，独成一派。潘氏五世祖潘鼎生于清嘉庆年初，继祖业悬壶行医，后定居于德清县戈亭曲溪湾。其后裔潘申甫于光绪二十一年（1895年）为大学者俞樾治疮疡，疗效神速，俞樾赠潘氏一匾，题曰："术精祝括"。

清末民初，余杭、杭县一带有不少人负笈德清，学习潘氏外科。潘申甫之子潘青时的弟子费元春、方济洲，再传弟子余步卿，日后都成为杭州、余杭的外科名医。据外科老中医回忆，当年朱养心膏药是最受青睐的名牌产品。

传统医药治疗学分内治、外治两大类，外治法以中医基本理论为指导，用外用药物进行治疗，其法有一百余种，膏药贴敷穴位或患部治疗疾病为外治法之一。

膏药是祖国医学的一类古老剂型。《山海经》中记载用羬羊脂涂搽皮肤以防皲裂，可以说是最原始的膏药；我国最早的医学经典

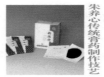

文献《黄帝内经》成书于春秋战国时期，其《素问》篇有"疏砭之，涂以豕膏"的治痈记载，被后世视为膏药之初。秦汉时期的《神农本草经》、《难经》等古典医学著作以及甘肃出土的东汉初简牍中，都有膏药制作和应用的记载。《后汉书》记载：东汉名医华佗擅长外科手术，"既而缝合，傅以神膏。四五日创愈，一月之间皆平复"。

晋末的《刘涓子鬼遗方》是我国现存的第一部外科专著，书中记载了大量膏药处方，并详细叙述了相应的制作方法，被称为黑膏药的硬膏药就是从这个时期开始成为外科医家治病的重要手段。唐人李绰的《尚书故实》载述："虞元公镇南海，疽发于鬓，相国姬遂取膏药贴于疮上，数日平复。"硬膏药至迟在唐初已登堂入室，进入名门公卿之府。这些资料说明，我国膏药源远流长，使用历史悠久。

清代名医论曰："今之膏药古称薄贴。自退毒消肿，以及既溃之后提脓化腐、搜毒生肌，无不惟薄贴是尚。徐灵胎称其用大端有二：一以治表，一以治里。治表者，如呼脓祛腐、止痛生肌并遮风护肉之类，其膏宜轻薄日换。治里者，或驱风寒，或和气血，或消痰痞，或壮筋骨，其方甚灵，药亦随病加减，其膏宜重厚久贴。"

在中国膏药应用历史上，清代的吴师机是一位重要人物。吴师机，又名樽，字尚先、杖仙，号玉潜居士，钱塘人。吴师机"以薄贴统治各病"。咸丰三年（1853年），太平军直指长江下游，他奉母避居泰州，"因以是术为人施治，颇有效"，后至扬州开设存济堂药局，专以膏药施治。

　　吴师机著有《理瀹骈文》(原名《外治医说》),对膏药的配方、应用和制备工艺作了专门论述,并将白膏药、松香膏药等膏剂类型推而广之。他对薄贴阐述之深,至今医药史料中似无人能出其右。吴师机生于杭州,其青年时代与朱氏日生堂第九代同期,当时朱氏膏药制作已蒸蒸日上,故吴师机对朱养心膏药不会没有了解。这位膏药治疗大师是否受到朱养心膏药的影响,颇值得挖掘研究。

　　膏药是指用药材、食用植物油与红丹(铅丹)或官粉(铅粉)炼制成膏料,摊涂于裱褙材料上制成的供皮肤贴敷的外用制剂,分黑膏药和白膏药。我国黑膏药的制作有北法与南法之分,北法以北京同仁堂制法为代表,南法以杭州朱养心制法为代表。目前,杭州朱养心药业有限公司的膏药产品绝大多数是黑膏药。

　　黑膏药用前须烘软,一般贴于患处,亦可贴于经络穴位,发挥保护、封闭及拔毒生肌、收口、消肿止痛等局部效用;或经透皮吸收,发挥药物的祛风散寒、行滞祛瘀、通经活络、强壮筋骨等功效,治疗跌打损伤、风湿痹痛等,以弥补内服药药力不足。

　　黑膏药属硬膏药,至今有数千种,它是中药材、植物油和氧化铅经高温熬制而成的硬膏。其中所含的铅皂是一种表面活性剂,可促进皮肤被动扩散的吸收。其脂溶性与人体具有亲和力,能增加表皮类脂膜对药物的穿透,这是其他膏药所不具备的。黑膏药多用气味浓厚的复方药物，经皮肤渗透在患部形成较高浓度，促进其较强的被动吸收，刺激神经末梢，通过反射扩张血管、贯通经络，促进血液循环，发挥消炎、止痛等药效。黑膏药贴于患处，还能改善神经系统的调节功能，阻止疾病向深处蔓延，有利于组织的新生。贴用膏药时须预热软化，使患处受到较长时间的热疗作用。

[贰]朱养心传统膏药历史沿革

朱养心膏药号创建于明代晚期，医史资料有万历、天启年间的微小差异。朱养心原籍余姚县，据余姚《朱氏宗谱》载，朱养心名志仁，号养心。清乾隆《杭州府志》卷九十六《方技》记载，朱养心"余姚人，徙于杭。幼入山得方书，专门外科，手到疾愈"。可见，朱养心医术在原籍宁波余姚时已经形成，其时为万历年间，迁于杭并辟药室则为天启时。2002年出土的清代《杭州朱氏日生堂药室重兴记》碑载，朱养心"讳志仁，本余姚人，邃于医理。天启间避兵之杭。遇黄冠于江上，授异方，所学益精……悬壶胥山麓，治多奇效，贫乏不收值且赈恤之。久则里人感者众，断无以报，爰聚金倚山构庐而崇德焉"。由此可知，朱养心

清乾隆《杭州府志》中对朱养心的记载

最初是余姚的外科郎中，来杭途中得一位道士指点，后因恤贫疏财而感动里人，里人集资为他建医室，取生生不息之意名之"日生堂"。

清咸丰年间，朱氏日生堂药室遭受兵祸，朱氏后裔避战乱散走绍兴、宁波、上海等地。朱养心第九世孙朱大勋、朱大成在上海开日生堂药室继续制药。同治后期朱大勋又以借贷在大井巷重建日生堂，朱氏家族得以重返杭州，前店后坊，重振药室。从现存的《杭州朱氏日生堂药室重兴记》碑文来看，当时重建的药室仍沿用日生堂之名。但同时期成书的《杭俗遗风》中已将其称为朱养心膏丹店，民国初徐珂的《清稗类钞》中开始称之为朱养心药室。

光绪年间可谓朱养心药室的全盛时期。重建后的朱氏药室傍山而立，错落有致；五开间门面，三个大墙门，二层砖木结构；建筑面积近千平方米，有五十多间房间，五个厨房，五个天井；厅后掘有水井，凡所煎膏丹，皆用井中之水。朱养心的膏药、眼药甚为效验，由此也给该井带来神秘感，甚至产生了仙人刘海的金蟾曾避栖此井的传说。

据说朱宅因与官府衙门有些相似，遭府台妒忌被迫改为两个墙门。前

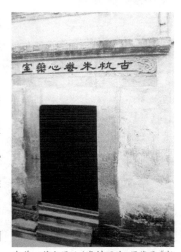

朱养心药室原址（资料照片，原载于《浙江省医药志》）

店后宅，集族而居，兴旺发达。朱氏日生堂已是当时杭城著名药店之一，门庭若市、购者如云，名闻江南。

　　20世纪30年代朱宅向东扩建，与药室和西面的老宅左右相通。后院的廊楼宅院，一直延至伍公山半腰。

　　1937年冬，日寇侵占杭州，朱家遭受了第二次大劫。为逃脱日军的掠杀，朱家妇幼只得躲进祖庙巷一个慈善机构避难所，药室关门。市面稍平静后，朱家为了生计冒险开门坐堂，药室橱窗已空无一物，即使如此，还是没能避开日寇的残害。朱氏五房次子朱树基只有十几岁，不愿做亡国奴，去了国统区天目山省立三中读书。一次暑假他回到老宅，当晚就被日本兵抓去，关进众安桥的日本宪兵队。朱家找东家托西家，变卖细软，总算托到一个颜料

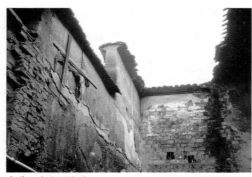

朱养心老宅风火墙

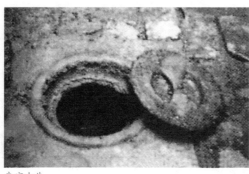

朱宅古井

店老板，从虎口中救出了朱树基。朱树基被放出来时骨瘦如柴，连迈步的力气都没有了。

抗战胜利后，朱养心药室在吴山大井巷继续营业，朱氏后人仍以族房轮流当值的方式，维系前店后坊的经营，但劫后元气大伤，诸房志趣各异，又缺乏如同开创者朱养心、重兴者朱大勋那样的核心人物，部分朱家后裔改行，很难恢复往日的光景。1950年，药室由朱鸿鼎、朱廉声、凤婉麟、朱锡琳及宁波的朱氏后人朱燕孙合伙经营，专称朱养心药室，不再用日生堂名号。

20世纪50年代，国家实行公私合营，朱养心药室以零售产品为主，也向市区药店批发产品。1956年，朱养心药室开始复苏，但当时只有铁桶改制的柴炉两只、铁锅两口，生产设备简陋，年产膏药肉1500千克左右。

1958年，药材采购纳入国家经营，成立杭州医药站，杭州市多家老药店撤并停转、网点调整，只有一些知名老店才被保留下来，朱养心便是被保留的老店之一。

1966年，"文化大革命"开始，朱养心被指为封建产物遭受破坏，朱宅仅有的一些文物被堆在天井中燃起熊熊大火化为灰烬。朱养心药室被改名为光明药室，不久又被并入人民药店，从朱家苦心经营三百多年的大井巷迁到中山中路331号，原朱养心药室工作人员只剩下五人。1968年，人民药店向外县开展膏药肉批发业务，但批量不大。

改革开放给朱养心膏药生产带来了生机，1979年，药店配设专职销售员，业务逐步扩展到浙江各县以及江西、安徽、福建、河北、江苏等地许多医药批发部门。

在杭州市医药站的支持下，1981年初人民药店开始改店建厂。1982年7月恢复朱养心药号，租赁当时浙江省药材公司仓库（今

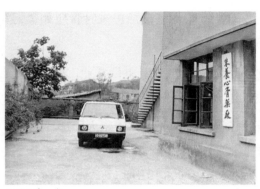

旧时厂房一角

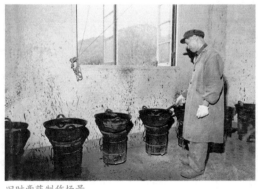

旧时膏药制作场景

宋城路11号）建立朱养心膏药厂，并着手兴建1600平方米的新厂房。至此，几百年来作坊式的药店成了生产实体型的现代企业。朱养心膏药厂建立后，生产规模不断扩大，熬膏场地也几经变迁。1984年，熬膏场地迁至钱塘江边，后又迁到湖州菱湖镇。随着生产品种不断丰富，朱养心膏药厂启用了新设备，改进膏药制作工艺。1988

年，朱养心膏药厂更名为朱养心药厂。1989年，朱养心药厂迁至杭州市拱墅区教工路601号（原唐门路4号）。1999年10月，朱养心药厂被纳入杭州华东医药集团有限公司，成为华东医药集团旗下成员企业之一。2001年，企业改制为有限责任公司，朱养心药厂更名为杭州朱养心药业有限公司。2013年，公司积极响应杭州市政府的号召，将厂区及部分办公机构迁至杭州经济技术开发区。

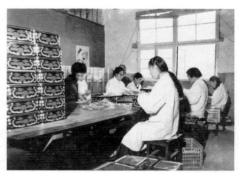

包装车间流水线

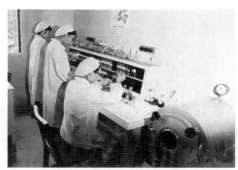

旧时质量检验场景

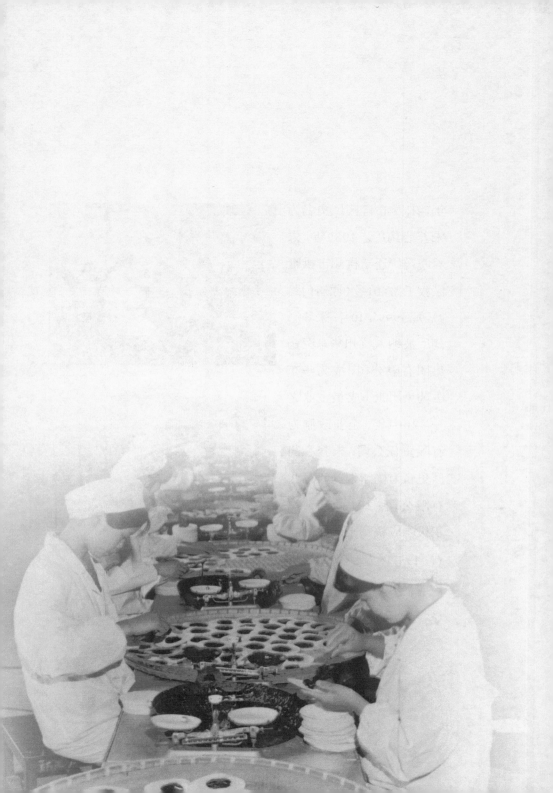

二、朱养心膏药制作技艺主要内容

朱养心膏药制作，一品一方，精选道地药材，悉尊古方熬制。主要工序有选料、炸药、炼油、下丹、收膏、去火毒、烊膏、摊涂、包装等环节。炸药、炼油、下丹、收膏的过程合称熬膏，这是膏药制作的核心技艺。温度和火候的把握是关键。

以往，熬膏全凭经验，甚至以身试膏。近年来，朱养心药业从实践中探索出熬膏关键技艺的测定方法和量化标准，不但膏药生产保持着传统技术，而且质量更有保障，还使从业者的工作条件大为改善。

二、朱养心膏药制作技艺主要内容

[壹]制作工艺流程

（一）工艺流程

朱养心传统产品并非仅有黑膏药，但黑膏药是其最具代表性的产品。

膏药制作根据不同品种和配方选用相应药物，大致有选料、炸药、炼油、下丹、收膏、去火毒、烊膏、摊涂、包装等环节。炸药、炼油、下丹、收膏统称熬膏，是制作膏药最重要的工序。熬膏过程中几十味中药分批分时段加入，与一般的中药炮制有很大不同，其工艺流程较为复杂，尤其是火候把握难度较高。膏肉熬成后，还要去除火毒。

选料

选料之前是进货，药材进货严格精选信誉优

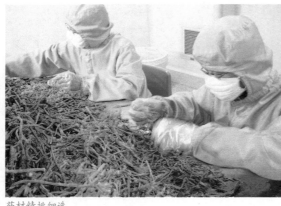

药材精挑细选

良的药号，一般都由朱养心药号的主持者亲自把关，以确保药材质量。后来实行计划经济政策，就由药材公司统配。

选料是膏药制作的第一道工序，即对选用的药材进行筛选，剔除杂质。朱养心膏药选用的药材分为粗料、细料、渗料三类。

粗料：主要由当归、大黄、川芎、檀香、续断等十几至二十几味中药饮片组成。

细料：由乳香、没药等几味至十余味中药组成，多为含大量挥发油成分或树脂类药材。

渗料：主要是由血竭、麝香等具有渗透效果的名贵药材组成。有些气味容易散发的特别珍贵的药材，还分为小量置于特殊容器，配附在膏药包装中，供使用时临时加入，以保障药效。

炸药

药材置于植物油中煎熬的过程称为"炸药"，的目的是提取药材中的有效成分。药材须清洗烘干、捣碎或切成小段备用。坚硬厚实的药材，如穿山甲片之类，须先入锅与植物油共同浸泡若干小时。

油温升至一定程度后

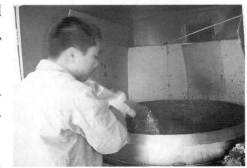

炸药前，药材须浸泡

加入已备好的药材，并用桑木棍搅拌，使药材与油液充分接触，最大限度地析出有效成分。药材炸至外表深褐，内部焦黄色，但未炭化时，业内称之为炸枯。此时，用箅子捞出药渣。

搅拌用的木棍多选用坚固而有韧性的材质，传统使用干燥的藤条棒或桑木棍。后因每锅药量达到上百斤，木棒已不适用，便设计出竹爿制成的装置，以机械驱动搅拌。后来又改为铁丝装置。这不仅大大减轻了劳动强度，提高了工效，还能起底搅拌，不易炸焦，并使有效成分析出更为充分。

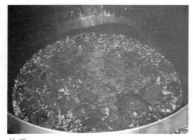

炸药

炸药过程中，操作者必须始终守在药锅旁，不能有片刻离开，以免高温油液接触药物发生潜溢，引起燃烧。同时，药物在油锅中煎熬必须经常搅拌，使药材均匀地接触油液。此外，凭经验观察油温、掌控时间。在这个过程中，还要不时地捞出药渣，并掰开观察其中颜色，以判断是否达到适宜的程度。油温以冒出丝丝青烟为度。当沸腾

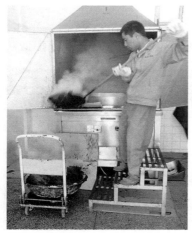

炸药后捞出药渣

的油液泛起泡沫时，大致表明炸药接近尾声。万一炸药过头，可以向锅内紧急加入一小桶凉水降温补救，这是冒着安全风险不得已而为之的急救措施，现代管控技术下已可避免。

炼油

"炼油"是熬膏程序中的主要环节，是使油液在高温条件下发生氧化、聚合、增稠的过程，达到适合制膏的标准。

炸药后去除药渣的油液继续用猛火煎熬浓缩，温度维持在300℃左右。旧时没有测定温度的仪表，全凭操作者通过观察油烟及油液沸腾情况，依靠经验把握。

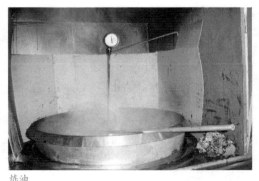

炼油

炼油到了一定时间，取少许油液滴入冷水中，试探是否已经达到滴水成珠和挂丝的程度。

所称的滴水成珠，是指取热油少许滴于冷水中，油滴沉底如珠状，

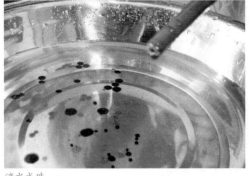

滴水成珠

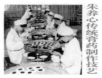

然后浮于水面不扩散。这是朱氏祖传的经验，实际上包含着一定的科学道理：植物油所含的水分用火完全熬干后，会在水中聚成一滴油珠，如果油液尚有水分，会在水中立即散开，被水溶化，这说明火候不足。

挂丝是指蘸取的油液能如丝线状下挂，用于判断油液是否达到所需的稠度与纯度。

下丹

油液达到滴水成珠和挂丝的程度后，在高温油脂中加入红丹，此步骤称为"下丹"。

红丹又名铅丹、铅红，其主要成分是四氧化三铅，是一种密度较大的橘红色粉末。红丹与药油中的各种成分发生反应生成脂肪铅盐，这是膏药的基础。铅盐又进一步促进油脂氧化、聚合、增稠而形成膏质。

这道工序技术性较强，一般须符合三种要求：一是油温必须把控在300℃左右；二是油液要达到从中心向表面沸腾四散，即行话所称的"潽"；三是要听到发出"嗤嗤"的声音，即所谓"吃铅"，表明植物油与四氧化三铅已经完全融合。

下丹是熬膏的关键。红丹要求分次加入，同时用搅棒向同一方向反复搅拌，一是防止密度较大的红丹沉聚锅底，二是防止窝烟，影响膏药的质量和色泽。故有膏药"黑之功在于熬，亮之功在于搅"

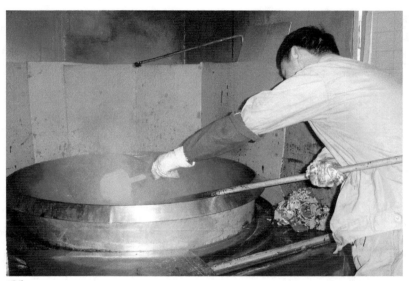

下丹

的说法。每锅油的下丹必须分三次以上，以保持三分之二是冷丹，这是防止油液潜于外的有效方法。

最后形成的膏体，老嫩度要求适中。如果火候过头，摊成的膏药质坚性硬，黏度很差，称为老膏，不堪使用；如果火候不足，则药肉柔嫩，摊成的膏药贴后经体温烘热会自行下滑，不但不利于膏药固定于患处发挥药效作用，而且还会令人十分尴尬。

合格的膏药应该达到"贴膏能粘指，脱膏不粘肤"的黏稠度，膏体色黑光亮、香气浓郁，贴之即牢、揭之即落，留在皮肤上的膏药渍不明显。

旧时熬膏设备简陋，膏药的老嫩程度没有仪器来检测。熬膏师傅都会适时蘸取少许膏汁，稍作冷却后涂于小布片，贴在自己身上，凭感觉测试膏体老嫩是否达到要求，过老过嫩都会及时采取矫正

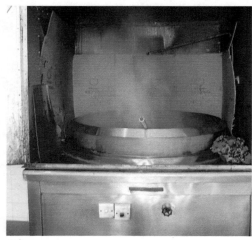

收膏

措施。要使熬膏技艺精湛，不仅需要认真负责，还得有以身试药的奉献精神。

收膏

　　将熬制成的膏汁盛入器皿中，放置到冷却凝成块状，这个过程称为"收膏"。完成收膏的膏块称为膏肉。

去火毒

　　火毒究竟是何物？至今尚无准确的定义，有解释为膏药经高温熬炼后的燥性；也有解释为油在高温时氧化、分解出的刺激性物质；还

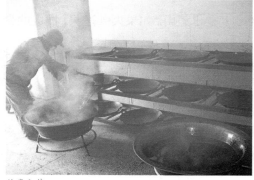

收膏分装

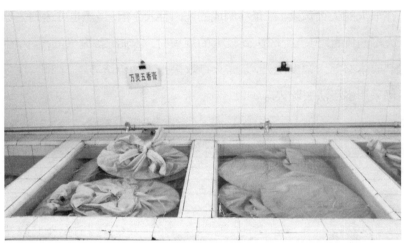

冷水浸泡去火毒

有认为系皂化不完全的残留物对皮肤产生的刺激。在阴凉处放置一段时间后火毒可以被去除。

总之,刚制成的膏肉含有一定量的油丹化合物,如果直接摊成膏药使用,所含的某些化学成分会对局部皮肤产生刺激,轻则出现红斑、瘙痒,重则起泡溃疡。这种产生刺激的因素俗称火毒,必须去除。具体做法为:将冷却后的膏肉置于清水中浸泡半个月左右,去除膏肉中易产生刺激的物质,这个环节称为去火毒。

去火毒曾有两种方法:一种是在下丹程序中投丹后加水,随着清水加入,油面冒出大量白烟,带走膏体中的醛类等易使人体肌肤过敏的物质。此法虽可去除火毒,但不够彻底,而且在高温药油中加水存在很大的失火风险。二是将制成的药肉存入冷柜，虽然也可达到去除火毒的目的，但当生产达到较大的规模时，必须配备庞大的冷库，生产成本必将大幅度上升，且去火毒效果也不如传统方法。因此，至今仍采用水浸法去除火毒。

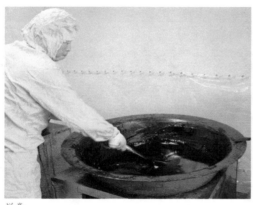

烊膏

烊膏

去除火毒后的膏肉在70℃左右的温度下烊开，称为"烊膏"。烊开的膏药摊涂于裱褙成为膏药。烊膏看似简单，却是摊出合格膏药的前提。温度过低，膏汁过稠，摊出的膏药必然厚薄不匀；温度过高，膏汁过稀，易发生流溢。旧时烊化膏肉的温度都靠反复实践得来的经验来把握。

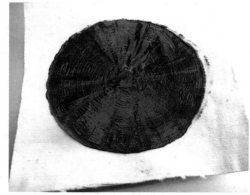

旧时膏药的"铜锣边，菊花芯"叶华醒摄

摊涂

向烊化的膏肉中加

入细料搅匀，并在适当温度下蘸取一定量的微溶膏肉，均匀摊涂于裱褙材料上。它要求边沿膏体稍稍隆起，像铜锣的边；边沿至中心的膏体稍稍起伏，形成菊花花瓣形状，称为"铜锣边，菊花芯"。旧时用竹制细筷状的摊棒蘸取药膏，要摊成"铜锣边，菊花芯"，靠的是腕力及运用摊棒的指上功夫。21世纪初技术革新，膏药从手工摊制改用机械压制，不必再讲究"铜锣边、菊花芯"。

摊成的合格膏药应乌黑光亮、油润细腻、老嫩适度、膏肉摊涂均匀，周边没有漫延的膏肉，即行话所谓"飞边"；膏药面不应有完全空白的缝隙，整个药面应平整无细粒，烘热后能粘贴于皮肤不发生移动。

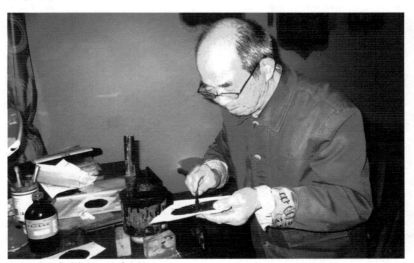

老中医自摊膏药备用　孙荣宪摄

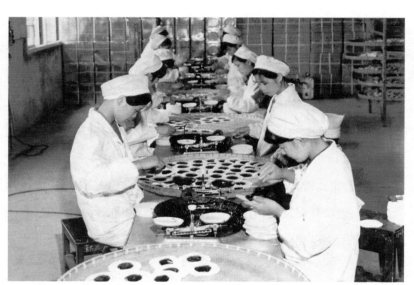

工人们在摊膏

朱养心传统膏药的裱褙用料有纸质、布质、皮质，纸质价廉，布质通气，皮质致密保温，各有所长。兽皮材质中最著名的是狗皮，狗性热，因此用狗皮为裱褙摊成的膏药多适用于寒痹之症。

加药包装

将摊涂好的膏药包装，即为成品。有的还需附加小包渗药。

（二）制作技艺的发展

朱养心传统膏药制作技艺的历史，是一部与时俱进、不断创新的发展史。其基本工艺不变，变的只是工具及测试方法和仪表，当然也有品种增加和剂型拓展。

以兽皮作裱褙的膏药以往除狗皮外，也用羊皮。20世纪末始逐渐减少用兽皮，改用弹性布，这样可减少过敏原，透气性也更好。

为防止某些药物香味挥发，新工艺将麝香、白芷、肉桂等香药畜粉，用玻璃指头瓶和膏药分开装，使用时再和入膏药均匀贴敷，这样疗效会更佳。

朱养心药业有限公司的技术人员从沥青软化点检测中受到启发，首创了冬夏两季黑膏药的质量控制技术，主要从软化点、针入度及黏度三方面解决了黑膏药的老嫩度质量控制问题，其中软化点这一检测技术被列入国家药典，成为传统黑膏药生产与检测的国家级规范。引入这种检测手段后，不但将药工从以身试膏中解放出来，还有效地解决以前凭经验难免出现误差而导致膏药质量参差不齐的问题。

为了克服黑膏药固有的使用不便、污染衣物、美观度不够等问题，公司对黑膏药的质量控制方法及制作工艺进行技术攻关。经反复试验得出准确的工艺参数，解决了黑膏药质量控制方法模糊、可操作性不强以及黑膏药污染

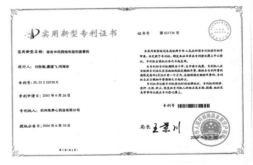

专利证书

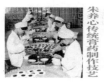

衣物等问题。2003年10月，黑膏药质量量化控制方法通过了公司组织的成果鉴定，新的黑膏药制作工艺中加了清洗剂，使黑膏药不再是有碍美观的"古董"。

朱养心药业公司不断致力于工艺改良与技术创新：自主创建了全国首条黑膏药自动化涂布生产流水线与定量分装技术，应用于新膏药产品——逐瘀消肿膏的规模生产。至今公司已取得十三项商标注册证书，获得带清洗剂的膏药、万灵五香巴布膏、中间带网隔布的膏药等多项实用新型及发明型专利。2003年，朱养心药业被浙江省科技厅认定为浙江省高新技术企业。

1999年10月被纳入华东医药集团公司后，朱养心药业公司已拥有治伤胶囊、黄连胶囊、万灵五香膏、狗皮膏、五香伤膏等一系列国家及省级名优产品，其中六种产品被列入国家基本药物目录；四种产品被列入国家级中药保护品种；两种产品进入国家及省级的社保目录。产品营销网络覆盖全国二十一个省、市、自治区。为达到现代化制药企业的规范生产，2001年底公司投入巨额资金进行GMP改造，

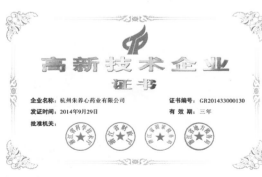

浙江省高新技术企业证书

2002年9月顺利通过了胶囊剂和膏药（含处理）两种剂型的国家级GMP认证，其中膏药通过认证为国内第二家。目前，公司已经达到了年产胶囊1.5亿粒、膏药100万张的生产能力，拥有10万级标准洁净区800平方米，并引进了高效液相、紫外可见分光光度计、旋光仪、薄层扫描仪等检测设备。

四百年前朱养心从医之初，以治疔痈疮疡、跌打损伤为专业。清乾隆《杭州府志·方技》说朱养心"专门外科，手到疾愈"。朱养心长子朱宾淳继承父业。以后历代的记载，均只有其产品的神奇，而未见朱氏后裔在医术上的建树，表明朱氏第二代之后逐渐从行医向制药转变。现存《祖遗成方》抄本记载的膏药配方及历代传统产品，大多为外科、骨伤科之用。清同治初范祖述所著、民国洪岳补辑的《杭俗遗风》，清末民初徐珂所著的《清稗类钞》中，记述的都是朱氏所制的外科膏药和眼药。

朱养心药厂加盟杭州华东医药集团有限公司后，将专注伤科四百年的经营路子确立为公司的发展战略，堪称朱养心字号继往开来之举，也是继承朱养心老字号传统的体现。

[贰]主要工具

（一）熬炼锅釜

锅釜是朱养心传统膏药制作最基本、也是最重要的用具。昔时炸药用的是罐状铁锅，式样颇像旧式家庭三眼灶上用的汤罐。从现见实物上的斑驳锈迹观之，考究的表面还镀上一层铜。炼油（包括检测是否达到"滴水成珠"和"挂丝"）、收膏、烊膏加细料等环节均需用到敞口铁锅，这类铁锅大小略有差异，式样则与家用的中小型铁锅相仿。

朱养心药室转为工厂后，生产规模不断扩大，原来的锅釜已难适应，技术改造中产生了一批批新的器具。变化最大的是，炸药、炼油改用锅炉式设备，并赋予更符合科技规范的名称："反应釜""缓冲罐"。传统铁锅绝大多数被不锈钢锅盆取代。加热用的燃料由柴炭改为煤炭、柴油，20世纪末起已完全使用电能。

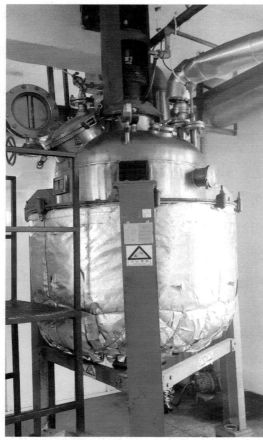

现用的电热反应釜

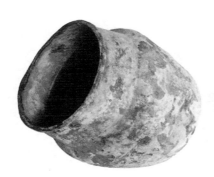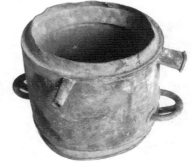

旧时熬膏炉　　　　　　　　　旧时熬膏炉

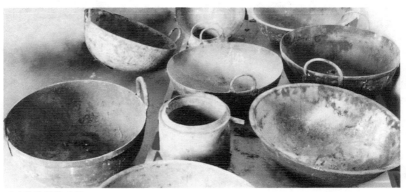

旧时膏药制作工具

（二）搅拌用具

炸药的过程中，需不断搅拌，并捞取药渣观察；下丹时也要反复搅拌均匀。传统的搅拌棒选用坚而不脆的木棒或者藤条。转为工厂大批量生产后，厂家设计出竹片制成的箅子代替搅拌棒，后又改为

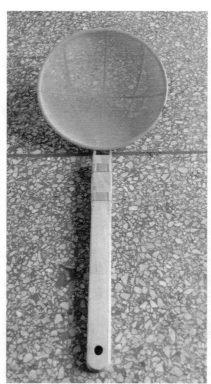

笊子（专供下丹用）

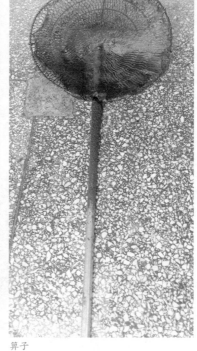

笊子

铁丝笊子。下丹则有专用笊子。

（三）器皿

收膏用的器皿，最初用的是铁锅，后来改用不锈钢盆。

去火毒时，需将膏块置于清水中浸泡。大规模生产时，用的是砖块砌成、瓷砖贴面的水池，现已改用不锈钢池。

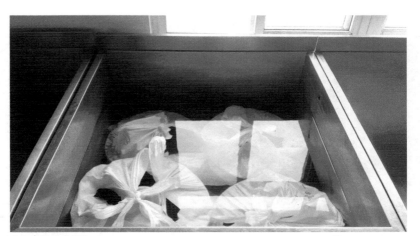

去火毒的不锈钢池

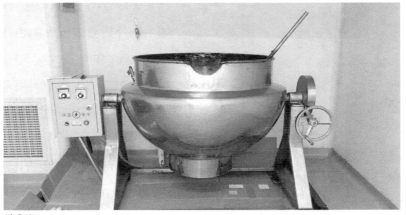

烊膏炉

（四）摊涂用具

　　旧时用竹制的摊棒蘸取药膏，后来改用更为牢固的金属棒。现在摊涂用的是压膏机。压膏机有气动、手动两种，年龄大些的工人更习惯用手动压膏机。

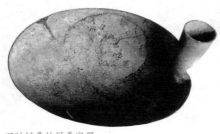

旧时摊膏的烊膏容器

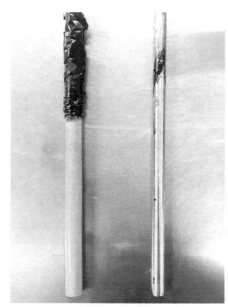

摊膏棒

晾置摊成的膏药旧时用竹匾，现用不锈钢置物架。

摊制膏药的药肉呈半流质，旧时用铁瓢或铜瓢盛放，式样与家庭舀水的勺子完全一样。因药肉需要保持一定的温度，故将瓢置于炭炉上以文火保温。这种铁（铜）瓢如今在外科老中医家中也许还能找到。如今，朱养心药业有限公司膏药生产车间用来盛药肉的是不锈钢电加热夹层锅。

（五）衡器及其他器具

膏药中各味中药材的比例都需按成方，有严格规定，以前，配料的分量普通药材用秤称，贵重药材用戥子称。

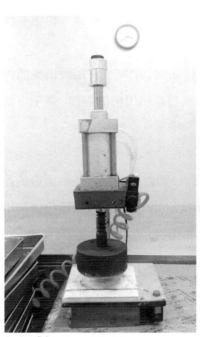

气动压膏机

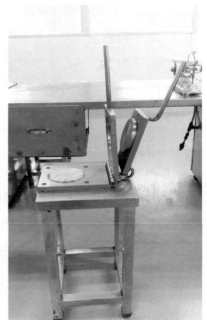

手动压膏机

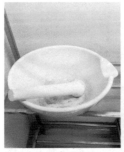

加工麝香粉专用研钵

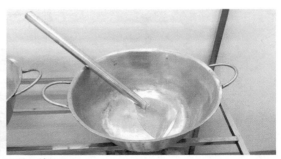

配置细料的用具

现在，普通药材和药肉称重使用电子秤，外加粉及麝香等贵重药材称重用电子天平。

贵重药材加工一向有专用工具。旧时，配制细料用较精细的锅铲，现用精细的不锈钢制品。加工麝香粉旧用精细石臼，现用更精细的研钵。

（六）封装用具

旧时膏药用纸包装，大多很简单，如红膏药之类较小的廉价药品折拢后直接置于药柜中出售。20世纪50年代后，较贵重的膏药用特制的纸袋、纸盒包装。20世纪70年代后，普遍使用纸袋、纸盒，而且越来越精致。20世纪90年代起，膏药采用塑封包装，更有利于保持药效。

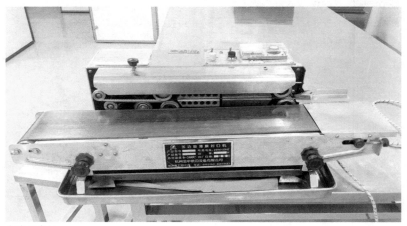

膏药封装机

[叁]主要原材料

药材是膏药产生疗效的根本。朱养心传统膏药常用药材,按其性味药理,大致有活血化瘀、清热解毒、祛风除湿、温补行气等。其中少数药物虽在经典药著中载为有毒,甚至大毒,但传统医药讲究君臣佐使的组方原则,各味药有相互制约机制,经过合理的加工炮制往往毒性大减,有些还包含着以毒攻毒的理念,是多种剂型治伤药品中的要药。因此,这些药材不仅为历代医著所载、医家所用,也被收于今之药典。辨明阴阳寒热症候,把握好禁忌症,作为外用膏药的成分,"毒药"的使用也是安全的,甚至是必要的。

麝香

别名原麝香、香脐子、寸草、麝脐香、臭子、当门子、脐香,为鹿科动物林麝、马麝或原麝成熟雄体香囊中的干燥分泌物,主产于四川、西藏、云南、陕西、甘肃、内蒙古。以往靠猎获割取香囊阴干,习称毛壳麝香;剖开香囊,除去囊壳,称麝香仁,上品又称当门子。现多用人工麝香。

麝香味辛,性温。归心、脾经。功能:活血通经,消肿

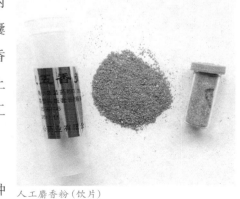

人工麝香粉(饮片)

止痛。对症瘕、难产死胎、胸痹心痛、心腹暴痛、跌扑伤痛、痹痛麻木、痈肿瘰疬、咽喉肿痛有疗效。用于膏药则取其活血通经、消肿止痛的作用。此药在朱养心膏药产品中应用较多，如在万灵五香膏、阿魏消痞膏（朱氏阿魏狗皮膏）、麝香狗皮膏、阳和解凝膏、暖脐膏中都有用到。

冰片

又名龙脑香、梅花冰片、梅片。用分布于东南亚热带地区的龙脑香科植物龙脑香树脂和挥发油提取的，习称龙脑冰片，亦称"梅片"；用分布于广东、广西、云南、贵州等地的菊科植物艾纳香鲜叶提取的，习称艾片。现多用松节油、樟脑等以化学方法合成，称"机制冰片"。

冰片味苦、辛，性微寒。归心、脾、肺经。功能：通诸窍、散郁火，消肿止痛、去翳明目。外科用于治疗目赤、口疮、咽喉肿痛、耳道流脓。外用研粉点敷患处。在朱养心传统产品中，冰片也是制眼药的重要原料。此药在朱养心膏药产品中应用较多，如在狗皮

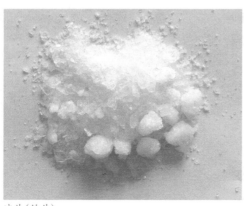

冰片（饮片）

膏、五香伤膏、朱氏日精月华丹、朱氏八宝珍珠散、鹅毛管眼药中都要用到。

乳香

为橄榄科植物乳香树及同属植物树皮渗出的树脂，每种乳香又有乳香珠和原乳香之别。产于东非及西亚的阿拉伯半岛。

乳香味苦、辛，性温。归心、肝、脾经。功能：活血定痛，消肿生肌。外科用于治疗症瘕腹痛、风湿痹痛、筋脉拘挛、跌打损伤、痈肿疮疡。此药在朱养心膏药产品中应用较多，如在万灵五香膏、狗皮膏、逐瘀消肿膏、五香伤膏、麝香狗皮膏、阳和解凝膏、暖脐膏中都要用到。

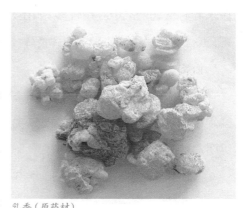

乳香（原药材）

没药

为橄榄科植物地丁树（没药树）或哈地丁树的干燥树脂，别名末药、明没

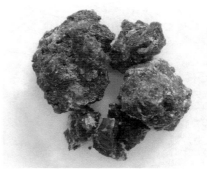

没药（原药材）

药。分为天然没药和胶质没药。主产于索马里、埃塞俄比亚及阿拉伯半岛南部，以索马里所产者最佳。

没药味苦、辛，性平。归心、肝、脾经。功能：散瘀止痛，外用消肿生肌。外科用于治疗痈疽肿痛、症瘕腹痛、风湿痹痛、跌打损伤；外用治疮口久不收敛。其功用与乳香相似，故常相互配伍应用。此药在朱养心膏药产品中应用较多，如在万灵五香膏、狗皮膏、逐瘀消肿膏、五香伤膏麝香、狗皮膏、阳和解凝膏、暖脐膏中都要用到。

血竭

别名血竭花、麒麟竭、海蜡、麒麟血、木血竭，为棕榈科植物麒麟竭果实渗出的树脂经加工而成。主产于印度尼西亚、马来西亚、伊朗，我国广东、台湾亦有种植。

血竭味甘、咸，性平。归心、肝经。功能：祛瘀定痛，止血生肌。外用研末撒或入于膏药中治疗跌扑折损、内伤瘀痛、外伤出血不止。此药在朱养心产品中用于制逐瘀消肿膏、五香伤膏、朱氏八宝珍珠散等。

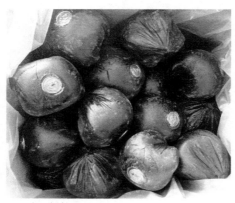

血竭（原药材）

阿魏

别名臭阿魏、细叶阿魏。为伞形科植物阿魏、新疆阿魏的树脂。主要分布于新疆，产于伊犁哈萨克自治州伊宁县、昌吉回族自治州阜康市的尤佳。

阿魏味苦、辛，性温。入肝、脾、胃经。功能：消积、散痞、杀虫、下恶气。外科用于熬制药膏或研末入膏药内贴治症瘕痞块。朱养心膏药产品中，此药在朱养心膏药产品中用于制阿魏消痞膏、麝香狗皮膏等。

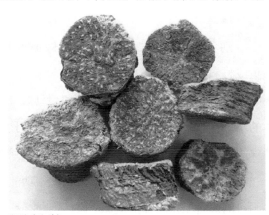

阿魏（饮片）

肉桂

为樟科植物肉桂的干燥树皮。主产于两广、海南、福建。国外产于越南、柬埔寨。

肉桂味甘、辛，性大热。归肾、脾、心、肝经。功能：补火助阳，引火归源，散寒止痛，活血通经。外科用

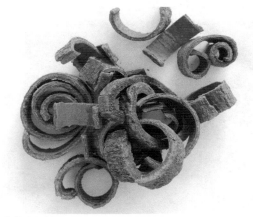

肉桂（饮片）

于治疗腰膝冷痛、寒疝。此药在朱养心膏药产品中应用较多，如在万灵五香膏、狗皮膏、五香伤膏、麝香狗皮膏、阳和解凝膏、暖脐膏中都要用到。

珍珠

别名真朱、真珠、蚌珠，为软体动物门珍珠贝科动物马氏珍珠贝或蚌科动物三角帆蚌、褶纹冠蚌等双壳类动物体内受刺激而形成的颗粒。马氏珍珠贝所育之珠称为海珠，三角帆蚌、褶纹冠蚌所育的珠称为淡水珍珠。海水天然珍珠主产于广东、台湾；淡水养殖珍珠主产于黑龙江、安徽、浙江、江苏及上海等地。

珍珠味甘、咸，性寒。归心、肝经。功能：安神定惊，解毒生肌，明目消翳。为朱养心传统眼药的重要成分，以水飞磨为极细粉末使用。外科用珍珠粉治疗疮面溃疡不敛。此药在朱养心膏药产品中用于制逐瘀消肿膏、朱氏八宝珍珠散等。

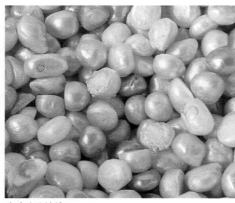

珍珠（原材料）

马钱子

又名番木鳖、苦实、马前、牛银，为马钱科植物马钱的干燥成熟种子，炮制后入药。主产于印度、越南、缅甸等地，以前多为进口药材。现我国云南有马钱藤，种子含番木鳖碱，可代替进口马钱子。

马钱子味苦，性温，有大毒。归肝、脾经。功能：通络止痛，散结消肿。多用于外科，治疗跌打损伤、骨折肿痛、风湿顽痹、麻木瘫痪、痈疽肿痛。此药在朱养心膏药产品中用于制万灵五香膏、清凉膏药、五香伤膏等。

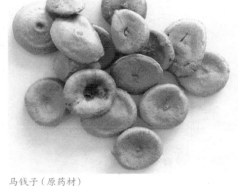

马钱子（原药材）

穿山甲片

为鲮鲤科动物穿山甲的鳞甲。主产于广东、广西、云南、贵州，浙江、福建、湖南、安徽等地亦产。

穿山甲片味咸，性凉。归肝、胃经。功能：活

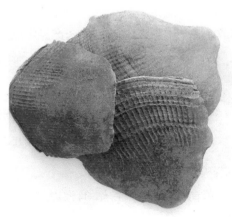

穿山甲（饮片）

血消瘀，消肿排脓，搜风通络，通经下乳。外科用于治疗痈肿疮毒、风湿痹痛、中风瘫痪、麻木拘挛及外用止血。此药在朱养心膏药产品中用于制万灵五香膏、五香伤膏、阿魏消痞膏等。

川乌

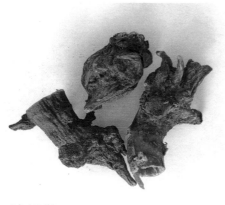

别名乌头、五毒根。为毛茛科植物卡氏乌头的母根，炮制后称为制川乌。

川乌味苦、辛，性热，有大毒。归心、肝、肾、脾经。功能：祛风除湿，温经止痛。外科用于治疗风寒湿痹、关节疼痛、寒疝作痛及

川乌（饮片）

麻醉止痛。此药在朱养心膏药产品中应用较多，如用于制万灵五香膏、狗皮膏、阳和解凝膏、五香伤膏、狗皮膏等。

草乌

别名草乌头、五毒根，为毛茛科植物北乌头或华乌头的干燥块根。主产于山西、河北、内蒙及东北地区的称"北乌头"，西南地区亦产。炮制后称制草乌。

草乌味苦、辛，性热，有大毒。归心、肝、肾、脾经。功能：祛风除湿、散寒止痛、消肿。外科用于治疗风寒湿痹、关节疼痛、寒疝作

痛，大多炮制后用。
生草乌研末调敷可
治阴疽肿毒、瘰疬
初起。此药在朱养
心膏药产品中应用
较多，如用于制万灵
五香膏、狗皮膏、阳
和解凝膏、五香伤
膏等。

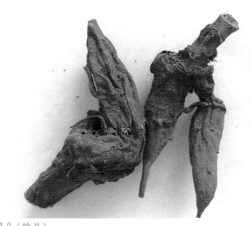

草乌（饮片）

桃仁

为蔷薇科植物
桃或山桃成熟种子
的核仁。

桃仁味苦、甘，
性平。归心、肝、大
肠经。功能：活血祛
淤、润肠通便。外
科用于治疗症瘕痞

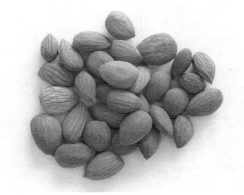

桃仁（饮片）

块、跌扑损伤。此药在朱养心膏药产品中用于制万灵五香膏、五香
伤膏等。

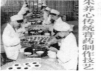
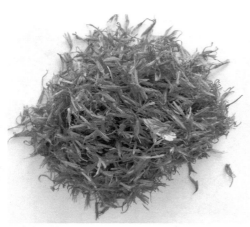

红花（饮片）

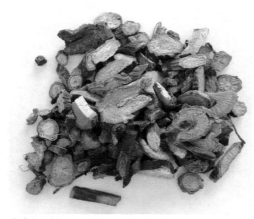

赤芍（饮片）

红花

别名草红花、红蓝花、刺红花，为菊科植物红花的干燥柱头花。主产于河南、浙江、四川等地。

红花味甘、辛，性温。归心、肝经。功能：活血散瘀，凉血解毒。外科用于治疗症瘕痞块、跌扑损伤、疮疡肿痛。此药在朱养心膏药产品中用于制万灵五香膏、五香伤膏等。

赤芍

别名山芍药、草芍药，为毛茛科植物芍药或川赤芍的根。赤芍味苦，性微寒。归肝经。功能：清热凉血，散瘀止痛。外科用于治疗症瘕腹痛、跌扑损伤、痈肿疮疡。此药在朱养心膏药产品中用于制万灵五香膏、清凉膏药、狗皮膏、五香伤膏等。

当归

为伞形科植物当归的根。主产于甘肃、云南,陕西、四川、湖北、贵州等地亦产。

当归味甘、辛,性温。归肝、心、脾经。功能:补血活血,调经止痛,润肠通便。按部位有所不同:当归身补血为主,当归尾活血较著,全当归补血、活血兼备。外科以当归尾为主,用于治疗风湿痹痛、跌扑损伤、痈疽疮疡。此药在朱养心膏药产品中应用较多,如万灵五香膏、狗皮膏、清凉膏药、逐瘀消肿膏、五香伤膏、麝香狗皮膏、阳和解凝膏、暖脐膏中都要用到。

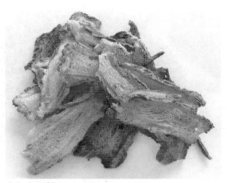

当归(饮片)

川芎

别名芎䓖,为伞形科植物川芎的干燥根茎。主产于四川、云南。

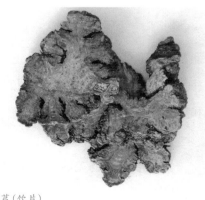

川芎(饮片)

川芎味辛，性温。归肝、胆、心包经。功能：活血行气、散风止痛。外科用于治疗跌扑肿痛、症瘕腹痛、风湿痹痛。此药在朱养心膏药产品中用于制万灵五香膏、逐瘀消肿膏、五香伤膏等。

续断

别名川断、和尚头、山萝卜、小血转，为川续断科植物川续断的干燥根。主产于四川、湖北、湖南、云南、西藏等地。

续断味苦、甘、辛，性微温。归肝、肾经。功

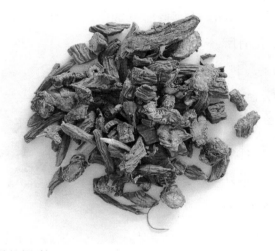

续断（饮片）

能：补肝肾、强筋骨、续折伤、止崩漏。外科用于治疗风湿痹痛、跌扑损伤、筋伤骨折。此药用于制万灵五香膏、狗皮膏、五香伤膏、阳和解凝膏等。

羌活

为伞形科植物羌活或宽叶羌活的干燥根茎。主产于四川、青海、甘肃。

羌活味苦、辛，性温。归膀胱、肾经。功能：解表散寒、祛风除湿、止痛。外科用于治疗风湿痹痛、关节疼痛、肩背酸痛。此药在朱养心膏药产品中用于制万灵五香膏、狗皮膏、五香伤膏、麝香狗皮膏等。

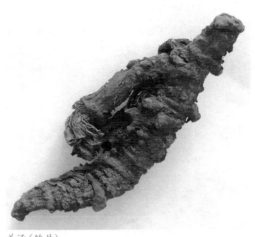

羌活（饮片）

大黄

别名川军、将军，为蓼科植物掌叶大黄、唐古特大黄或药用大黄的干燥根和根茎。主产于四川、青海、甘肃。

大黄味苦，性寒。归脾、胃、大肠、肝、心包经。功能：泻热毒、荡积

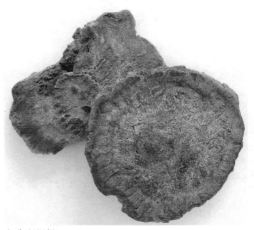

大黄（饮片）

滞、行淤血。外科常以生大黄外治火毒疮疡痈肿、跌打损伤、烧伤烫

伤。此药在朱养心膏药产品中应用较多，如用于制万灵五香膏、清凉膏药、逐瘀消肿膏、五香伤膏、麝香狗皮膏、阳和解凝膏等。

玄参

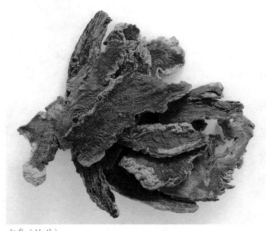

玄参（饮片）

又称乌玄参、元参、乌元参、黑参，为玄参科植物玄参的干燥块根。分布于河北、山西、陕西、江苏、安徽、浙江、江西、福建、河南、湖北、湖南、广东、四川、贵州等地。浙北桐乡、杭州东郊笕桥一带历史上是玄参的著名产地。

玄参味甘、苦、咸，性微寒。归肺、胃、肾经。功能：清热凉血，润肠，滋阴降火，解毒散结。外科用于治疗瘰疬痰核、痈肿疮毒、阳毒脱疽。此药在朱养心膏药产品中应用较多，如用于制万灵五香膏、清凉膏药、麝香狗皮膏、五香伤膏等。

牛膝

别名百倍、牛髁膝、山苋菜、红牛膝，野生的也称土牛膝，为苋科植物牛膝的干燥根。产于河南怀庆府（今温县一带）者为佳，为四大怀药之一，故医家常写作"怀牛膝"。

牛膝味苦、酸，性平。归肝、肾经。功能：活血，逐瘀通经，引血下行。酒制补肝肾、强筋骨。外科用于治疗寒湿痿痹、症瘕、痈肿、腰脊酸痛、足膝软弱。此药朱养心膏药产此药在朱养心膏药产品中用于制万灵五香膏、五香伤膏等。

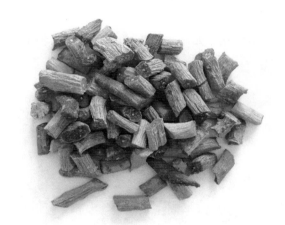

牛膝（饮片）

白芷

别名香白芷、九步香、金鸡爪，为伞形科植物白芷或杭白芷的干燥根。历史

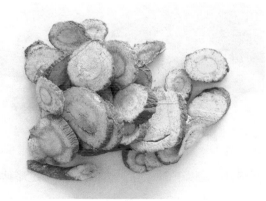

白芷（饮片）

上白芷是杭州名产，医家以杭产为道地，处方常写成"杭白芷"。

白芷味辛，性温。归胃、大肠、肺经。功能：祛风解表、散湿止痛、消肿排脓。外科用于治疗疮疡痈疽。此药在朱养心膏药产品中应用较多，如用于制万灵五香膏、清凉膏药、五香伤膏、麝香狗皮膏、阳和解凝膏、暖脐膏等。

独活

别名香独活、肉独活、川独活、资丘独活，为伞形科植物重齿毛当归的干燥根。主产于四川、湖北、安徽等地。

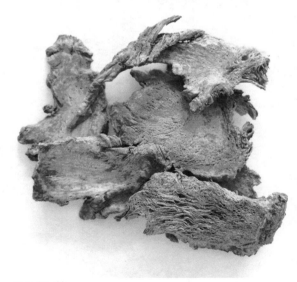

独活（饮片）

独活味辛、苦，性微温。归肾、膀胱经。功能：祛风除湿，通痹止痛。外科用于治疗风寒湿痹所致的关节疼痛，无论新久，均可应用，尤以下部寒痹、腰膝酸痛、两足痿痹、屈伸不利等症为宜，常与桑寄生、秦艽、牛膝等同用。此药在朱养心膏药产品中用于制狗皮膏等。

青风藤

又名青防己、大青木香，系防己科植物青藤或毛青藤的干燥藤茎。主产于江苏、浙江、湖北等省山区。

青风藤味苦、辛，性平。归肝、脾经。功能：祛风湿、通经络、利尿。外科用于治疗风湿痹痛、关节肿胀、麻痹瘙痒。此药在朱养心膏药产品中用于制狗皮膏等。

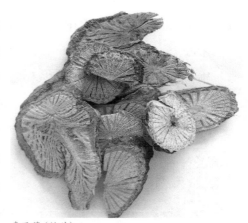

青风藤（饮片）

铁丝威灵仙

别名灵仙、威灵仙、老虎须、铁扫帚，为毛茛科植物威灵仙、棉团铁线莲或东北铁线莲的干燥根和

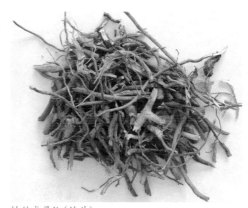

铁丝威灵仙（饮片）

根茎。主产于江苏、安徽、浙江等地。

威灵仙味辛、咸，性温。归膀胱经。功能：祛风除湿，通络止

痛。外科用于治疗风湿痹痛、筋脉拘挛、屈伸不利。也用于治骨鲠咽喉。此药在朱养心膏药产品中用于制狗皮膏等。

木瓜

别名贴梗海棠、铁脚梨、皱皮木瓜、宣木瓜，为蔷薇科植物贴梗海棠的干燥接近成熟果实。主产于安徽、浙江、湖北。

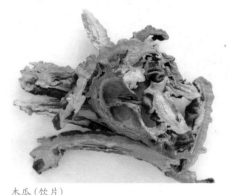

木瓜（饮片）

木瓜味酸，性温。归肝、脾、胃经。功能：和胃化湿、平肝、舒筋活络。外科用于治疗湿痹拘挛、腰膝关节酸重疼痛。此药在朱养心膏药产品中用于制狗皮膏等。

油松节

又称松节，为松科植物油松或马尾松的干燥瘤状节或分枝节。山区大多有产。

油松节味苦、辛，性温。入肝、肾经。功能：祛风除湿，通络止痛。外科用于治疗风寒湿痹、骨节疼痛、转

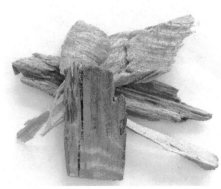

油松节（饮片）

筋挛急及跌打瘀痛。此药在朱养心膏药产品中用于制狗皮膏等。

防风

别名关防风、青防风，为伞形科植物防风的干燥根。主产于吉林、黑龙江、内蒙古、河北等地。

防风味辛、甘，性微温。归膀胱、肝、脾经。功能：发表、祛风、胜湿、止痛。外科常配合羌活、防己等治疗风湿痹痛。此药在朱养心膏药产品中用于制麝香狗皮膏、阳和解凝膏等。

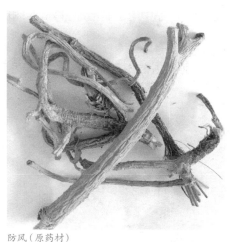

防风（原药材）

白蔹

别名山地瓜、野红薯、山葡萄秧、白根、五爪藤、见肿消，为葡萄科植物白蔹的干燥块根。产于华北、华中、中南等地区。

白蔹味苦、辛，性微寒。

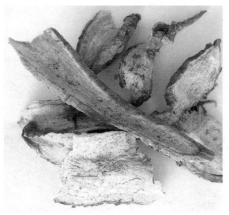

白蔹（饮片）

归心、脾经。功能：泻火清热，消痈散结，敛疮生肌。外科用于治疗痈疽发背、疔疮；研末调敷治瘰疬，扭挫伤，烧、烫伤。此药在朱养心膏药产品中用于制清凉膏药、阳和解凝膏等。

黄檗

别名元柏、檗木、檗皮。为芸香科植物黄皮树或黄檗的干燥树皮。分布于四川、湖北、贵州、云南、江西、浙江等地。

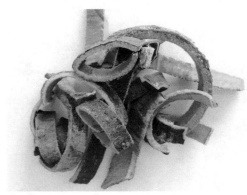

黄柏（饮片）

黄檗味苦，性寒。归肾、膀胱、大肠经。功能：清热燥湿、泻火除蒸、解毒疗疮。外科用于治疗疮疡肿毒、湿疹湿疮。此药在朱养心膏药产品中用于制清凉膏药、麝香狗皮膏等。

木鳖子

别名藤桐、土木鳖、漏苓子，为葫芦科植物木鳖的干燥成熟种子。主

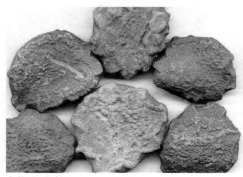

木鳖子（饮片）

产于广西、四川、湖北，历史上杭州也是重要产地。

木鳖子味苦、微甘，性温，有毒。归肝、脾、胃经。功能：散结消肿，攻毒疗疮。用于治疗疮疡肿毒、乳痈、瘰疬、痔漏、干癣、秃疮。此药在朱养心膏药产品中用于制麝香狗皮膏等。

蜂房

又作露蜂房，别名马蜂窝、黄蜂窝、野蜂巢，为胡蜂科昆虫果马蜂、日本长脚胡蜂或异腹胡蜂的巢。

露蜂房味甘，性平，有毒。归肝、胃经。功能：攻毒杀虫，祛风止痛。外科用于治疗疮疡肿毒、风湿痹痛、乳痈、瘰疬、皮肤顽癣、鹅掌疯。此药在朱养心膏药产品中用于制清凉膏药等。

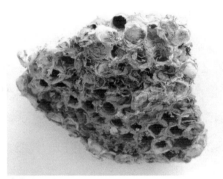

蜂房（饮片）

甘草

别名粉草，为豆科植物甘草、胀果甘草或光果甘草的干燥根和根茎。主产于内

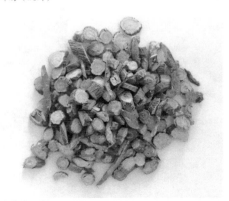

甘草（饮片）

蒙古、甘肃、青海、新疆等地。经过炮制的称炙甘草。

甘草味甘，性平。归心、肺、脾、胃经。功能：补脾益气，和胃，清热解毒，祛痰止咳，缓急止痛。因能调和诸药，医药界称其为"国老"。生甘草清热解毒尤佳，外科用于治疗痈肿疮毒，并缓解某些药物的毒性、烈性。此药在朱养心膏药产品中用于制清凉膏药等。

地黄

为玄参科植物地黄的新鲜或干燥块根。主产于河南，为四大怀药之一。鲜用习称鲜地黄，缓缓烘焙至约八成干习称生地黄。

鲜地黄味甘、苦，性寒；生地黄味甘，性寒凉。归心、肝、肾经。功能：鲜地黄清热生津、凉血、止血，外科用于治疗咽喉肿痛；生地黄清热凉血、养阴生津，外科用于治疗温毒发斑。此药在朱养心膏药产品中用于制万灵五香膏、清凉膏药、五香伤膏、麝香狗皮膏等。

蛇床子

别名蛇床仁、野茴香、野胡萝卜子、蛇米、蛇栗，为伞形科植物蛇床的干燥成熟果实。主产于河北、山东、江苏、

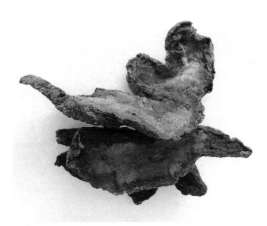

地黄（饮片）

浙江等地。

蛇床子味苦、辛，性温；有小毒。归肾、脾经。功能：燥湿祛风，杀虫止痒，温肾壮阳。外科用于治疗湿疹瘙痒、湿痹腰痛。多煎汤熏洗或研末调敷。此药在朱养心膏药产品中用于制狗皮膏等。

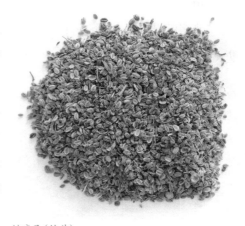

蛇床子（饮片）

高良姜

别名良姜、小良姜、风姜，为姜科植物高良姜的干燥根茎。主产于古称高凉州的雷州半岛湛江、徐闻、茂名等地，原称高凉姜，后以谐音成高良姜。

高良姜味辛，性热。归脾、胃经。功能：温中止呕，散寒止痛。朱养心狗皮膏中加用高良姜，是取其祛风寒湿邪的作用。

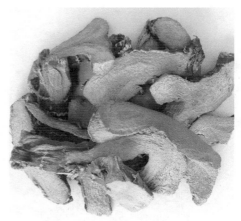

高良姜（饮片）

苏木

别名红柴、赤木、苏方木,为豆科植物苏木的干燥心材。分布于广西、广东、台湾、云南、贵州、四川等地。

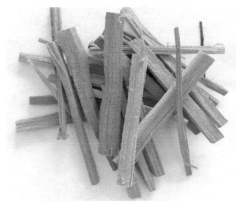

苏木(饮片)

苏木味甘、咸,性平。归心、肝、脾经。功能:活血祛淤,消肿止痛。外科用于治疗跌打损伤、骨折筋伤、瘀滞肿痛。此药在朱养心膏药产品中用于制狗皮膏等。

苍术

别名赤术、马蓟、青术、仙术,为菊科植物茅苍术、北苍术的根茎。主产于江苏、湖北、河南,浙江、安徽、江西亦产。产于江苏茅山一带者最佳,称为茅术或茅山苍术。

苍术味苦、辛,性温。归脾、胃经。功能:燥湿健

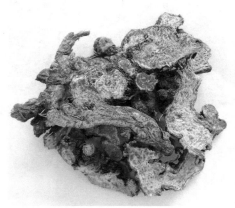

苍术(饮片)

脾，祛风散寒，辟秽解郁，明目。外科用于治疗脚气痿躄、风湿痹痛。此药在朱养心膏药产品中用于制狗皮膏等。

香加皮

别名北五加皮、香五加皮、杠柳皮、羊奶藤、羊桃梢、羊奶子，为萝藦科植物杠柳的干燥根皮。主产于山西、河南、河北、山东。

香加皮味苦、辛，性微温，有毒。归肝、肾、心经。功能：利水消肿，祛风湿，强筋骨。外科用于治疗风寒湿痹、腰膝酸软、筋骨软弱、关节疼痛。此药在朱养心膏药产品中用于制狗皮膏等。

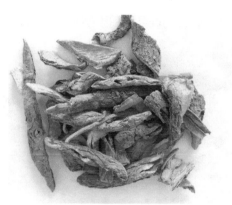

香加皮（饮片）

小茴香

别名谷香、谷茴香、谷茴，为伞形科植物茴香的干燥成熟果实，其根、叶和全草也可药用。主产于山

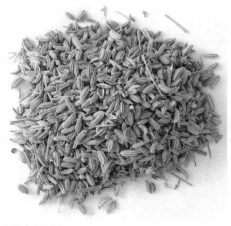

小茴香（饮片）

西、内蒙古、甘肃、辽宁等地。

小茴香味辛，性温。归肝、肾、脾、胃经。功能：散寒止痛，理气和胃。外科用盐小茴香治疗寒疝疼痛、睾丸偏坠、肾虚腰痛。此药在朱养心膏药产品中用于制狗皮膏、暖脐膏等。

丁香

别名公丁香、鸡舌香。为桃金娘科植物丁香的干燥花蕾。当花蕾由绿色转红时采摘晒干。在热带地区栽培或野生。原产于非洲摩洛哥，现我国广东、海南也有种植。

丁香味辛，性温。归脾、胃、肺、肾经。功能：温中降逆、补肾助阳。外科用于治疗脾胃虚寒引起的症瘕。此药在朱养心膏药产品中用于制五香伤膏、狗皮膏、麝香狗皮膏、暖脐膏等。

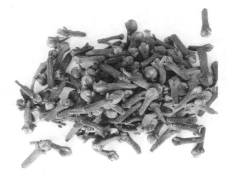

丁香（饮片）

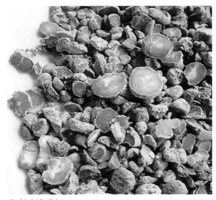

玄胡（饮片）

玄胡

别名玄胡索、延胡索、元

胡索、元胡、延胡。为罂粟科植物延胡索的干燥块茎。分布于河北、山东、江苏、浙江等地，主产地浙江。

玄胡味辛、苦，性温。归心、胃、肝、脾经。功能：活血、利气、止痛。外科用于治疗跌扑肿痛。此药在朱养心膏药产品中用于制狗皮膏等。

乌药

为樟科植物乌药的干燥块根。该植物别名铜钱树、斑皮柴、细叶樟、土木香、香叶子。其叶形如鲫鱼、鳊鲅，又称鲫鱼姜、鳊鲅树。产于浙

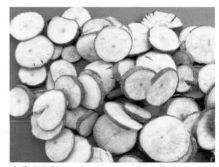

乌药（饮片）

江、江西、福建、安徽、湖南、广东、广西、陕西、台湾等地。浙江天台所产者品质最佳，故称天台乌药或台乌药。

乌药味辛，性温。归脾、肺、肾经、膀胱。功能：行气止痛，温肾散寒。外科作为膏药成分或研末外敷治疗关节扭伤。此药在朱养心膏药产品中用于制暖脐膏等。

金雀根

别名土黄芪、阳雀花根。为豆科植物锦鸡儿的根。华东、西南山区均有产，浙江金衢地区是重要产地。

金雀根味甘，性微温。归肺、脾经。功能：祛风湿、补气、活血、

调经、利尿、降压、祛风湿。外科用于治疗劳伤乏力、风湿痹痛。此药在朱养心膏药产品中用于制逐瘀消肿膏等。

丹参

别名红根，处方常写作紫丹参，为唇形科植物丹参的根及根茎。主产于河北、安徽、江苏、四川等地。

丹参味苦，性微寒。归心、肝经。功能：祛瘀止痛，活血痛经，安神宁心。外科用于治疗症瘕腹

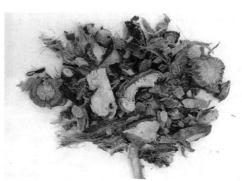

金雀根（饮片）

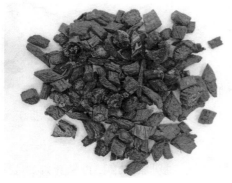

丹参（饮片）

痛、胸肋刺痛、跌扑肿痛、风湿痹痛。此药在朱养心膏药产品中用于制逐瘀消肿膏等。

栀子

又名山栀子，俗称黄栀子、黄果树、红栀子，为茜草科植物栀子的干燥成熟果实，以皮薄、饱满、色红黄为佳，其根也可入药。主产

于浙江、江西、湖南、福建等地。

栀子味苦，性寒。归心、肺、胃三焦经。外科常用生品研末调敷治疗火毒疮疡、扭伤伤痛。此药在朱养心膏药产品中用于制逐瘀消肿膏等。

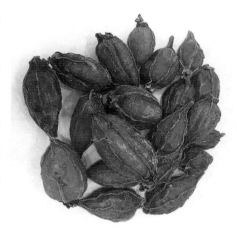

栀子（饮片）

山柰

别名沙姜、山辣，为姜科植物山柰的干燥根茎。主产于广西，云南、广东、台湾亦产。

山柰味辛，性温。归胃经。功能：行气、温中、消食、止痛。外科用于治跌打伤。此药在朱养心膏药产品中用于制五香伤膏等。

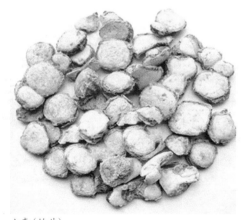

山柰（饮片）

桑寄生

别名北寄生、槲寄生、柳寄生、黄寄生、冻青、寄生子，为桑寄生科植物槲寄生或桑寄生的干燥带叶茎枝，以枝嫩、色黄绿、叶多者为佳。各地均有分布，生长在海拔300—2000米的阔叶林中，寄生于榆、柳、杨、椴、栎、梨、李、枫杨、赤杨等树上。

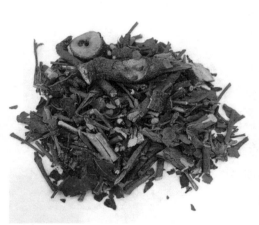

桑寄生（饮片）

桑寄生味苦、甘，性平。归肝、肾经。功能：补肝肾、强筋骨、祛风湿、安胎元。外科用于治疗风湿痹痛、腰膝酸软、筋骨无力。此药在朱养心膏药产品中用于制逐瘀消肿膏等。

骨碎补

又名肉碎补、毛姜、

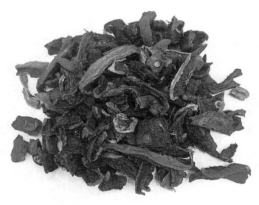

骨碎补（饮片）

猴姜、石岩姜、爬岩姜、岩连姜，为水龙科植物槲蕨或中华槲蕨的根茎。主产于四川理县、茂县、汶川，湖北宜昌、孝感，浙江宁波、温州、奉化、兰溪，广东云浮、河源、连县等地。

骨碎补味苦、性温。归肝、肾经。功能：补肾强骨，续伤止痛。外科用于治疗跌扑闪挫、筋骨折伤。此药在朱养心膏药产品中用于制逐瘀消肿膏等。

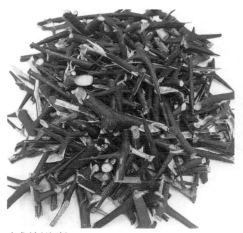

皂角刺（饮片）

皂角刺

别名天丁、皂丁、皂刺、皂角针，为豆科植物皂荚的棘刺。主产于江苏、湖北、河北、山西、河南、山东。

皂角刺味辛，性温。归肝、胃经。功能：消肿、拔毒排脓、杀虫。外科用于痈疽初起或脓成不溃；外治疥癣、麻风。此药在朱养心膏药产品中用于制逐瘀消肿膏等。

植物油

是形成膏药基质的原料。以前使用的有麻油、菜子油、花生油、棉籽油等。个别产品要用特殊油脂，如制作红膏药需用蓖麻油。

实践表明，采用棉籽油比较容易把握膏体的老嫩程度，近几十年大多用棉籽油。但棉籽油温度较低时易凝固而影响炼油，寒冷天熬膏仍需掺以适量菜子油。

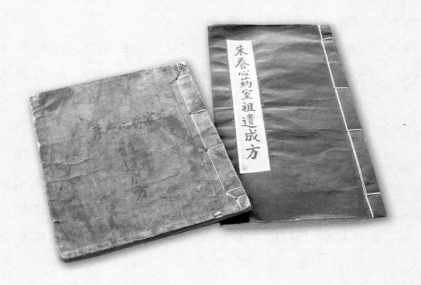

三、朱养心药号的传统品类

朱养心的传统产品有万灵五香膏、阿魏狗皮膏、铜绿膏、珍珠八宝眼药、三仙丹等十五种。至今，主打产品有万灵五香膏、五香伤膏、狗皮膏、逐瘀消肿膏、清凉膏等。此外，还研究出治伤胶囊、黄连胶囊等新品。

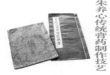

三、朱养心药号的传统品类

　　祖国传统医药中有专门的方剂学，讲究药方中各种药物按
"君、臣、佐、使"协同、配合，有时还需要互为制约，故有"用药如
用兵"之说。药业界最注重的是道地药材和遵古炮制两大原则，还
将这些规矩制成牌匾，悬于堂内，奉为圭臬。

　　朱养心"幼入山得方书"，自余姚来杭途中又"遇黄冠于江上，
授异方，所学益精"。无论来自山中异人还是江上道者，这些配方都
有所本。今存的朱氏《祖遗成方》抄本中，各种产品的基本方剂组
成，大多可从医药古籍中找到依据。探讨医史，其中大部分可见于朱
养心同时期或稍晚的医家著述，对后世有较大影响，当时确属鲜为
人知的异方。它们也是继承朱养心老字号传统的体现。

[壹]传统膏药产品

　　朱养心药室传统产品有万灵五香膏、狗皮膏、麝香狗皮膏、阳
和解凝膏、逐瘀消肿膏、五香伤膏、清凉膏药、阿魏消痞膏、暖脐
膏、铜绿膏、红膏药、药肉、珍珠八宝眼药、朱氏三仙丹、朱氏日精
月华丹、朱氏八宝珍珠散、鹅毛管眼药等。大致可分膏药、散剂。膏
药除暖脐膏外均为跌打损伤、风寒湿痹、疮疡痞块之类外科用药，

散剂除朱氏三仙丹外，均为眼疾用药。此外还有格子膏、头风膏、移星膏、鸡眼膏等。

由于市场形势变化、原材料紧缺、审批条件等多方面原因，朱养心传统产品渐渐减少。目前仍在生产的有万灵五香膏、狗皮膏、清凉膏药三种，停止生产但保留着药品生产批准文号的有逐淤消肿膏、五香伤膏两种。相当数量传统产品虽已不再生产，但在朱养心药业数百年中有过重要影响，至今仍被一些老人怀念。

朱养心药业有限公司的治伤胶囊、黄连胶囊等新产品，因不属传统膏药，本书从略。

万灵五香膏

系朱养心药室早期产品，又称朱氏万灵五香膏。

主要成分：麝香（现为人工麝香）、马钱子、生川乌、穿山甲、制乳香、制没药、桃仁、红花、赤芍、当归、川芎、续断、羌活、肉桂、大黄、玄参、怀牛膝、血余炭、苦杏仁、地黄、白芷等。

功能主治：万灵五香膏用于治疗跌打损伤、骨折淤阻、陈伤隐痛及风湿痹症、关节肿痛、筋骨酸楚等疾。

此方历史悠久，可追溯到东汉张仲景所著的《金匮要略》、《伤寒论》。乳香、没药，可散血祛瘀、调节活血，可使瘀血去、红肿消。红花有活血通经作用，故又被称为伤科"行血之要药""血中之气药"，通则不痛，故可消除肿痛。生川乌能祛寒湿、散风邪。麝香能

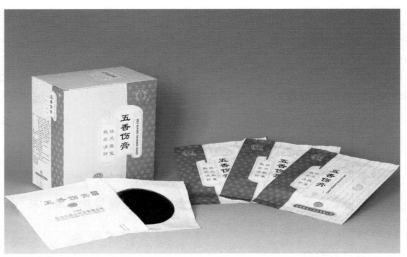

万灵五香膏

化阻通腠理，能引药透达，使本方中各种成分透达于患处，并协同诸药共同治理。

昔时该产品按重量分卖，现摊、现秤、现卖，论量计价，大者两市两一张，小者随伤痛范围而定。后改为批量生产，分一、二、三、四、五号五种规格，墨龙注册商标。建厂后，统一为十五克一张，改为"武功"商标。1982年为防止药物香味挥发，将麝香、白芷、肉桂等香药斋粉，用玻璃指头瓶分装，使用时和入膏药均匀贴敷，疗效更佳。

狗皮膏

主要成分：生川乌、羌活、独活、青风藤、铁丝威灵仙、官桂、木瓜、油松节、续断、肉桂、冰片、樟脑、生草乌、防风、香加皮、苍术、蛇床子、麻黄、高良姜、小茴香、当归、赤芍、苏木、大黄、乳香、没药、丁香等。以前常用狗皮作裱褙，故称"狗皮膏"。

功能主治：祛风散寒、活血止痛。用于治疗由风寒湿邪、气滞血瘀引起的四肢麻木、腰腿疼痛、筋脉拘挛、跌打损伤、闪腰岔气、脘腹冷痛、行经腹痛、湿寒带下、积聚痞块。

相传狗皮性热，能够驱散风寒，对受阴凉而成的风湿性疾病特别适宜。狗的表皮没有汗腺，狗皮用作裱褙可以阻止药气外散流失，使药效较为持久。

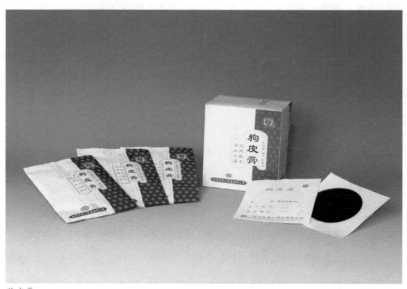

狗皮膏

清凉膏药

主要成分: 地黄、白蔹、白芷、马钱子、大黄、黄檗、蜂房、玄参、赤芍、当归、甘草等。

功能主治: 清凉解毒。用于治疗疮毒、肿痛。

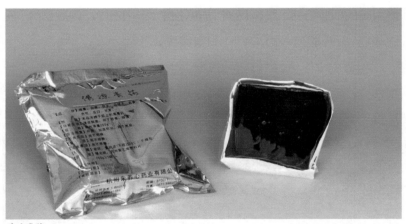

清凉膏药

阿魏消痞膏

又称"朱氏阿魏狗皮膏"。主要成分: 阿魏、麝香、天麻、甲片、皮药、玄参、独活、红花、大黄、穿山甲片、马钱子、川芎、赤芍、地黄等。

功能主治: 消痞化积, 用于治疗腹部痞肿、肝脾肿大等病症。

该品在20世纪50年代因缺原料一度停产。1982年因杭州肿瘤医院治疗肿瘤所需, 故按传统古方恢复生产, 作为肿瘤辅助用药。后因原料紧张、成本昂贵等原因未能继续生产。

逐瘀消肿膏

主要成分：山豆根、苦参、金雀根、木槿皮、木芙蓉花、皂角刺、当归尾、川芎、丹参、大黄、桑寄生、栀子、骨碎补、乳香、没药、珍珠、血竭等。

功能主治：活血化瘀，消肿止痛。用于急、慢性软组织损伤及骨折复位后的局部肿胀、血肿、疼痛的辅助治疗以及肩周炎、软骨炎滑膜炎、腱鞘炎等各种组织无菌性炎症的治疗；还用于治疗骨质增生、神经根型颈椎病等关节退行性病变引起的疼痛。

逐瘀消肿膏最初载于明人方谷所撰、其子方隅整理，明万历十二年（1584年）初刊的《医林绳墨》。20世纪90年代初经挖掘研

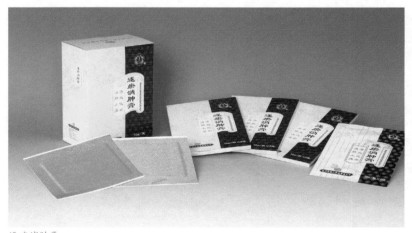

逐瘀消肿膏

究，突破了传统黑膏药的局限，研制出无须加热软化、即用即贴的产品。该产品采用特殊裱褙材质，改善了透气性，降低了过敏率。

五香伤膏

主要成分：穿山甲、马钱子、血余炭、地黄、制乳香、制没药、丁香、山柰、辛夷、冰片、血竭、大黄、当归、肉桂、白芷、红花、桃仁、续断、川芎、玄参、怀牛膝、生川乌、羌活、苦杏仁、檀香、赤芍、木香。

功能主治：祛风散寒、散瘀消肿。用于治疗气血凝滞、肢节酸疼、腰酸麻木、跌打损伤。

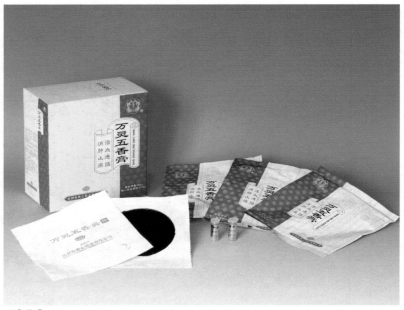

五香伤膏

麝香狗皮膏

主要成分：麝香、大黄、防风、玄参、当归、白芷、地黄、羌活、荆芥、黄檗、牡丹皮、乌药、木鳖子、阿魏、没药、乳香、丁香、肉桂、川木香、黄芩等。

功能主治：化痞散瘀，舒筋活络，祛风散寒，活血止痛。用于痞块聚积、风寒湿痹、筋骨疼痛、跌打损伤。

该品系朱氏在狗皮膏基础上改良而成。

阳和解凝膏

主要成分：麝香、凤仙透骨草、生川乌、桂枝、大黄、当归、生草乌、生附子、地龙、僵蚕、白芷、白蔹、白芨、续断、防风、荆芥、五灵脂、木香、肉桂、乳香、没药、苏合香等。

功能主治：温阳化湿，消肿散结。用于治疗由脾肾阳虚、痰淤互结所致的阴疽流注、瘰疬、痰核未溃、寒湿痹痛、筋骨痠疼。

最早将阳和解凝膏载入医书的是清代王洪绪的《外科全生集》，是作者整理祖传秘术及平生行医经验所撰。该书虽为乾隆五年（1740年）初刊，但其中不少药方系王洪绪祖传，方剂形成远在乾隆之前。朱养心生活的时代应已流传，只是流传不广，当时算得上是异方。

暖脐膏

主要成分：八角茴香、小茴香（盐炙）、乌药、当归、白芷、母丁香、肉桂、沉香、木香、香附、麝香、乳香、没药等。

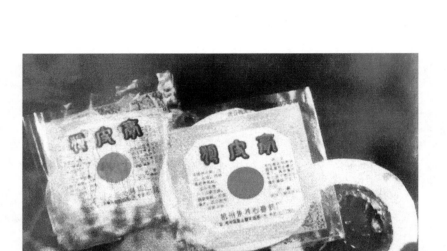

狗皮膏老包装之一

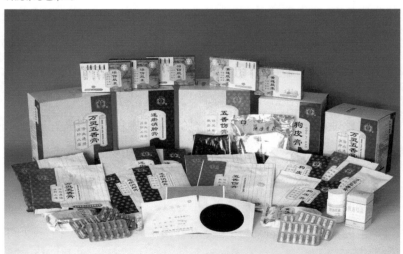

朱养心产品汇集

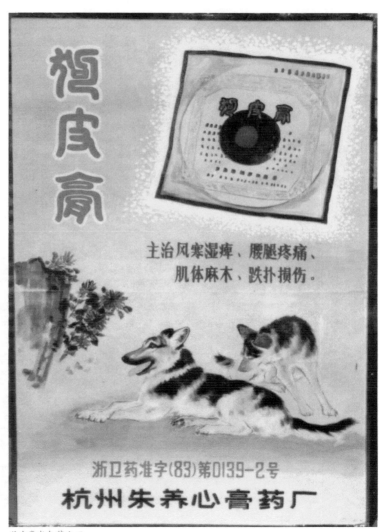

狗皮膏老包装之二

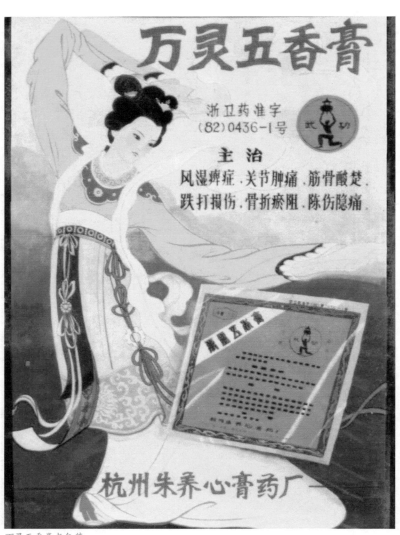

万灵五香膏老包装

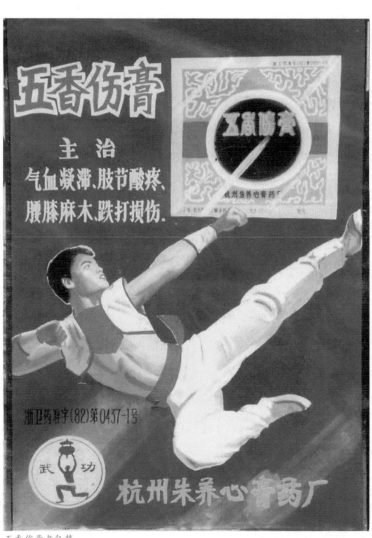

五香伤膏老包装

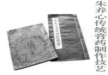

功能主治：温里散寒、行气止痛。用于治疗寒凝气滞、少腹冷痛、脘腹痞满、大便溏泻。

此方被清初年希尧所著的《集验良方》收载。

碧玉膏

又称铜绿膏、童禄膏。以铜绿为主要药材，用香油、松脂、蓖麻子仁等原料按特殊工艺煎制而成。因其色泽碧绿、青翠如玉，故名碧玉膏。它能生肌拔毒，可用于治疗疮疖溃疡。

铜绿入药历史悠久。北宋政和年间宋徽宗敕修的《圣济总录》中载有"铜绿散"之方，用于治疗眼疾，主治翳膜昏涩。后它被用于外科方剂中。

朱养心的铜绿膏，又因和合二仙留荷叶助其制作的故事得名童禄膏。每到香市，四乡来杭州的香客必定会买些带回家备用。1956年后，因原料无着落而停产，但仍有笃信者要求恢复生产。

红膏药

红膏药的制作以乳香、没药加蓖麻油熬煎，不用红丹而用铅粉，最后加入松香、冰片。膏药色红，涂布面积较铜圆稍大，夏季疮疡多发时期销量特别大。

红膏药之方，在明代名医王肯堂所著的《证治准绳》中有载。

红膏药直至20世纪90年代初还是常用药品，油纸作裱褙，较银元略小，贴敷方便，价格便宜，深受大众欢迎。20世纪90年代停

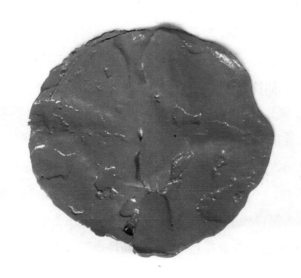

红膏药（老药工王朔明保存的当年样品）

止生产。

白玉膏

又称鲫鱼膏，主要成分为鲜鲫鱼、杏仁油、干蟾、铅粉等。功用为祛腐收湿、生肌长肉。主治湿毒疮、臁疮、烫伤。

鲫鱼膏，在清嘉庆时高秉钧所撰的《疡科心得集》中有录。朱养心药室的鲫鱼膏配方中用干蟾，与《疡科心得集》中的方子用橡皮有所不同，这是朱氏之方特点。

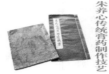

药肉

供外科医家购去自摊膏药。除清凉膏药外，还有一种产品不加药材，只是将油熬炼，加丹成膏，主要供外科医家用作自制膏药的基质。

朱氏三仙丹

主要成分：煅目石、生目石、轻粉、石膏。主要为外科的痈疽拔毒之用。晚清名医张山雷的《疡科纲要》载有得之其师的"朱氏三仙丹"之方，其师亦姓朱，"朱氏"应指其师。不过《疡科纲要》中"此即升丹，一切溃疡皆可通用，拔毒提脓最为应验"，"制作研必极细，药末轻轻弹上薄贴，只见薄薄深黄色已足，如多用之则大痛矣"，这些记述都与朱养心药室的三仙丹相似。《疡科纲要》又载："此药名各处通行，然药各不同"，可见此药由来已久，流传甚广。

[贰]其他产品

据朱氏后人回忆，当年除了膏药，眼药也非常畅销。朱养心药室的眼药，全称"珍珠八宝神效眼药粉"，专治沙眼、红眼，价廉物美。拇指大小的瓷质扁瓶，就是装眼药的，瓶面的花饰透出明时青花瓷的秀气。

朱氏日精月华丹

即水眼药，主要配方为冰片、制甘石、制川连粉等，用于治疗眼部疾病。主治一切星障翳肉、瞳神昏花、倒睫毛等症。

日精月华丹被载入清乾隆年间陶承熹、王承勋所辑的《惠直堂经验方》，但明代名医王肯堂所著《类方准绳》中已有日精丹之方，内容大致相似。

朱氏八宝珍珠散

主要成分：煅龙骨、煅石膏、制甘石、冰片、轻粉、血竭、珍珠、牛黄、石蟹等。

功能主治：清热利湿，消肿解毒，去翳明目。为眼科要药，早在北宋的《开宝本草》中就有石蟹"主青盲目淫肤翳及丁翳漆疮"的记载。

朱氏对眼药制作，恪守家传之法，选料认真，精工炮制。石蟹不成形者舍去。甘石要剔去硬块。天然珍珠必须逐粒挑选，然后将珍珠置于布袋中，用豆腐沸煮，研成细粉。甘石、石蟹用火煅透、淬水、研细粉。黄连则用地道川连，用清水煎浓汁至干燥。将上述成分与硇砂、牛黄混合后研磨均匀，最后加入冰片。原沿用手工研磨，新中国成立后一度用电动研磨。1984年起，用球磨机水磨，粉磨经菌检合格，再在无菌室操作分装成品。

八宝珍珠散在明嘉靖三十五年（1556年）初刊的《医统》、清康熙五十年（1711年）初刊名医孙伟辑的《良朋汇集》、清乾隆四年（1739年）初刊的《医宗金鉴》中均有收录。

鹅毛管眼药

主要成分：甘石、冰片、川连、琥珀、月石、龙胆草、熊胆、白芨等。

功能主治：散风热、止痛痒。用于治疗风火眼疾、红肿痛痒、干涩羞明、迎风流泪。

朱氏的传统产品还有格子膏、头风膏、移星膏、鸡眼膏、三仙丹、及珍珠八宝眼药等，均在药名前冠以"朱氏"二字，以示正宗。

中药业制作产品有种神圣感，非常自律，制作丸散膏丹称为虔修，而且修合自有神知。质量一出问题，外惭清议、内疚神明，是最大的耻辱。朱养心第十二代后裔朱曼倩年已九十，她回忆起幼时的情景：父母去会馆河下的药材市场或者张同泰、叶种德堂买药料回来熬制。比如做铜绿膏，在一口直径一米的大铁锅中，先将嫩松香熔化，再将碾磨的药材一味

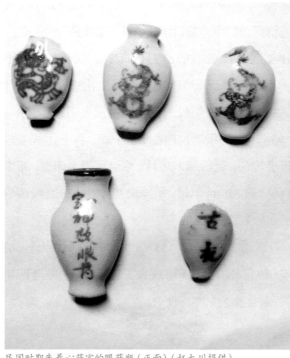

民国时期朱养心药室的眼药瓶（正面）（赵大川提供）

一味放入，不停地搅拌。哪一房在熬什么膏药，从东到西，空气中就弥漫着什么药香。朱氏各房对药剂的制作，严格按祖方操作，当时虽然没有今天的质量监督与鉴定机制，但在弥漫药香中，朱家牢记"人在做，天在看"，怀着对上苍、对祖宗的敬畏之心，丝毫不会马虎。

朱家一幅珍传数百年的水墨龙画就是对上苍、对祖宗敬畏的极好诠释。这幅并非丹青圣手的名作，却是朱养心药室的象征，历代后裔视其为传家之宝，在老杭州可谓家喻户晓。朱曼倩回忆，她幼时过年，朱氏掌门人都要恭恭敬敬地请出水墨龙画来，挂在大堂，供三牲六畜，香烛明燃，众人顶礼膜拜。拜过以后才是朱氏大家族一年一度的年夜饭大聚会。

在老杭州人的记忆中，旧时杭州

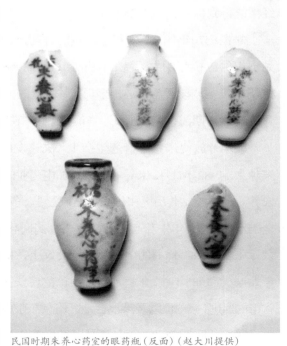

民国时期朱养心药室的眼药瓶（反面）（赵大川提供）

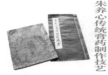

的香市、庙会也是商家的黄金时节,返程之客会满载杭州特产,腰包丰满的还会买些丝绸缎料。而无论贫富,朱养心的药是必买的,因为朱养心的药价廉实用。

从生产规模也可以看出朱养心膏药社会影响之大。1959年,制膏药工坊只有六七人,且大多已四五十岁,产值却相当可观。一年生产三四十万张膏药,年产值达二十多万元,上缴国家利润每年七八万元。计划经济时期,即使药源供货紧张,朱养心百年老店也经常能得到优先、优量供货。

20世纪70年代末,朱养心药室的膏药市场需求量越来越大,产品不仅供应杭州的中医院、中药房,外地许多医疗单位也纷纷赶来杭州进货。据老职工回忆,当年前来催货的人常需排队。实行对外开放政策初期,还经常有海外华侨托亲友捎带。

改革开放使朱养心膏药生产步入快速发展之路,在业内影响越来越大。1982年11月,朱养心药厂参加中药业的第十五届樟树会议,朱养心字号的悠久历史和传统产品,受到众多同行的赞赏,产品走向全国市场。这一年朱养心膏药厂生产膏药肉48吨、各种传统膏药500余万张。在1983年1月的中药业百泉会议上,朱养心传统产品更是名声大振。至1985年底,朱养心药厂生产的传统药品销售辐射全国17个省市的240多家单位以及港澳台地区,还畅销东南亚多个国家。

《杭州医药商业志》中载有一张朱养心药厂产品销售统计表,

表中数字对朱养心传统产品影响力是很好的诠释：万灵五香膏1983年销量12.4万张，1985年销量50.11万张，1987年销量38.03万张；狗皮膏1983年销量59万张，1985年销量49.13万张，1987年销量49.77万张；其他膏药1983年销量56.6万张，1985年销量60.49万张，1987年销量422.63万张；清凉药肉1983年销量15.4吨，1985年销量13.95吨，1987年销量15.84吨；珍珠八宝眼药1983年销量1.5万瓶，1985年销量3.97万瓶，1987年销量4.80万瓶。

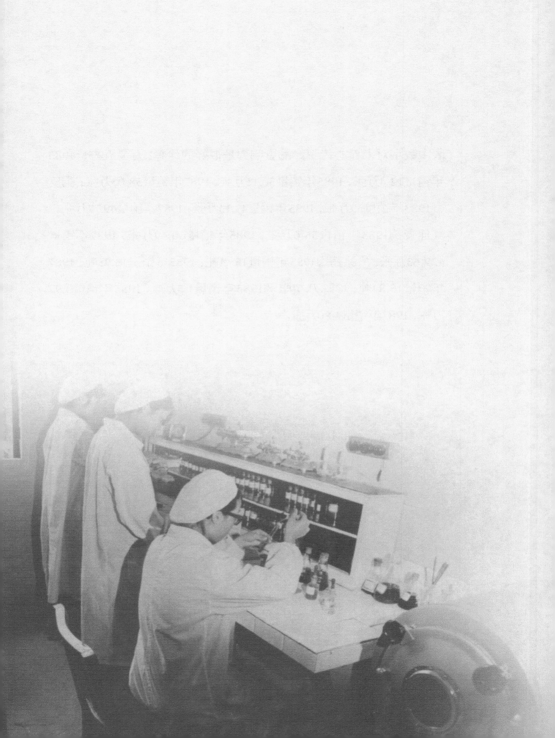

四、相关历史记载及传说

朱养心和他的药室在杭州成名后，民间演绎出种种传说。其内容大体是朱养心仁慈为怀终得好报，朱养心之膏药神奇，展示着朱养心膏药在民间的广泛影响，承载着人们对朱养心的敬仰之情。更有意思的是，这些传说被著名文人载入作品后更是不胫而走，广为流传，大大提升了朱养心及其产品的知名度。

四、相关历史记载及传说

　　朱养心和他的药室在杭州成名后,民间演绎出种种传说。其内容大体是朱养心仁慈为怀终得好报,朱养心之膏药神奇,展示着朱养心膏药在民间的广泛影响,承载着人们对朱养心的敬仰之情。更有意思的是,这些传说被著名文人载入作品后更是不胫而走,广为流传,大大提升了朱养心及其产品的知名度。

[壹]史志记载

　　朱养心及其药室被载入多种地方史志资料。

　　清乾隆四十九年(1784年)编修的《杭州府志》记载了朱养心。民国早期徐珂编撰的《杭州指南》,民国十一年(1922年)增订的《西湖游览指南》,均载有朱养心药室。二十世纪九十年代后陆续出版的《杭州市志》《浙江省医药志》《杭州医药商业志》《浙江医药史》《杭州医药史》《浙江医药通史》(古代卷、近现代卷)《杭州医药文化》《杭州老字号》《金字招牌——杭州名店》《中华老字号》《杭州工业类非物质文化遗产大观》等地方志及史料,都有朱养心字号的记载。

　　史料笔记是种种旧事逸闻的载体,作者多为名重一时的文人,

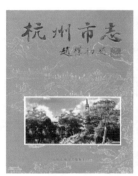
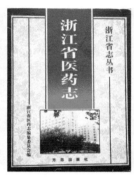
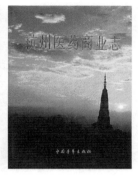

记载朱养心传统膏药的当代地方志

起着补充正史的作用。清乾隆至民国,"朱养心"这家不算庞大的药铺竟为多种笔记小说所载,从一个侧面反映出其社会影响。

清乾隆年间的湖州知府李堂是"诗、字尤工"的著名文人,所著《蔗余偶笔》记载:"杭城多火灾,惟朱养心药铺从不被害,相传初年主人精于医,有丐者遍体生疮,哀求诊救,款留调治,百日而愈。临行,为主人画墨龙御火患以报德,掷管而去,不知所在。"

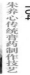

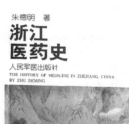

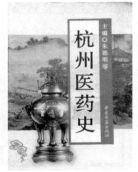

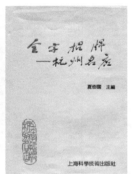

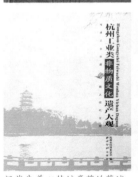

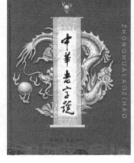

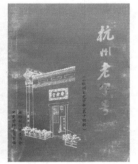

记载朱养心传统膏药的著述

道光年间两广盐运使何兆瀛的《老学后庵文集》记载："杭州大井巷有古井，遇大旱之年，此井亦不竭。闻曾有道士写龙悬朱养心家壁上，朱故世居巷井侧。今其家画龙犹存。"

晚清杭州人丁立中《武林新市肆吟》中诗赞朱养心药室："毒去痛疽肉长肤，铜精绿绣炼醍醐。生涯毕竟从心养，认得朱家辟火图"。丁立中(1866—1920年) 字和甫，号禾庐，著名藏书家丁丙之子。

其父丁丙曾在战乱中抢救了杭州文澜阁《四库全书》。丁立中、丁立诚兄弟以及朱养心第十代传人朱景彝都是西泠印社早期的重要成员。

记述朱养心及其药室的笔记小说，最详细的应是清同治年间范祖述所撰的《杭俗遗风》。范祖述，清浙江钱塘人，同治初在福建任同知，《杭俗遗风》是他为官福建时所撰。"朱养心"载之他的笔下，说明印象非常深刻。民国十五年（1926）杭州洪岳增补《杭俗遗风》并加按语，对朱养心药室作了许多补充，兹录于下：

《杭俗遗风·朱养心》

朱养心膏丹店在大井巷内，其屋后临山，有古井一口，刘海仙之蟾时避焉。后刘仙往其家收蟾，临别赠以水龙画一幅，云能避火灾，果然。其屋前后左右屡遭回禄，而其家独存。珍藏此宝不与人见，人见皆假画也。井中既得仙气，而所造膏丹亦著灵验，因之四远驰名。每逢春香时，一日卖钱至百余千。

案：朱养心水龙神话事，所闻异辞，所传闻又异辞，究竟有无其事，及其子孙亦不得而知也。风鉴家谓其屋适临山之水穴，故能避火灾，理或然欤。相传养心在日，善医好施药，一日，有丐者卧门侧，足臭腐不能行，养心为之诊视，日给以饮食，三月而始愈，丐者临去，谓朱曰，吾受君惠而不能报，但少曾习画，君可取纸墨予我。朱即与之。丐者倾墨汁于纸上，形似龙，持谓朱曰，藏此可避火患。遂去，后大井巷果大火，独其屋肖然独存，人因是异之，谓丐者即铁拐仙也。

又闻其子孙言，伊祖在日，有两学徒来求供职，朱收留之。该二徒每日午饭后，必至后园山麓嬉戏，寒暑如故。一日天雨雪，二童仍往，朱踪迹得知。二童见朱至，相予越山林而去，地中遗有青荷叶一张，即儿童坐处，朱讶如此严寒何得有此，异之，拾取而归。此后二童即不复至，疑其为和合二仙也。隔夕，熬膏不成，取荷叶投之，膏竟成，遂名此膏为童禄膏，迄今该店每煎膏必投以荷叶，依乃祖制也。但其屋数百年如故，并未改建，虽破旧而仍不倾圮，余视其屋中楹柱之足已霉烂，仅存如拳，且黑暗异常。惟所谓童禄膏者，贴疮毒甚有其效，又有一种鸡眼膏，亦佳，故一至香市，即门庭如市也。

《清稗类钞》系民国初徐珂编撰。徐珂(1869—1928年)原名徐昌，字仲可，浙江杭州人，清光绪年间举人。徐珂著述颇丰，除《清稗类钞》外，还有《国难稗钞》《晚清祸乱稗史》《小自立斋文》等，他还是《辞源》的编辑之一。

《清稗类钞·实业类》中记述了朱养心药室一

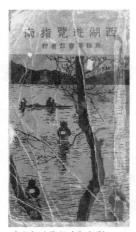

《西湖游览指南》书影

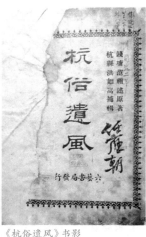

《杭俗遗风》书影

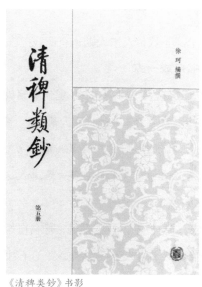

《清稗类钞》书影

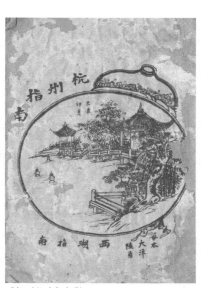

《杭州指南》书影

直遵祖训。"各房输日经理，无或紊也"。体现了公平原则，形成朱养心字号的合力，堪称中国商业史上一奇。

杭州有朱养心药室

明天启时，余姚朱养心布衣志仁以医游杭，外科所用膏药至有灵验，铜绿膏、鸡眼膏为尤著。因倚胥山以构庐，设药室放大井巷曰日生堂，即栖眷于中。其后子孙繁衍，虽有以仕宦商贾外出者，晚岁归老，无不返其故宅，聚族而居，历三百余年之久，且自天启至光绪，未尝析爨，实为海内所仅见。咸丰庚辛间，粤寇扰浙，药室毁焉。乱平，砚臣提举大勋规复之，且令族姓仍居于内。营业之事，则各房输日经理，无或紊也。

《清稗类钞·艺术类》中对朱养心第十代传人朱大勋也有记载：

朱研臣书自成一家

钱塘朱大勋，字研臣，晚号厌尘道人。髫年喜临池，能作擘窠大字。其真书出入颜、柳，上追钟、王，直入晋人之室。又工篆、隶，苍劲古拙，自成一家。日本、朝鲜人士之来华者，辄以得其一缣一帛为荣。子景彝，字剑芝，能世其学，故会稽陶七彪郎中在宽《题道人造象》诗有"羡公有子继家声"之句。

陶在宽（1851—1919年），字栗园，号七彪，小名泰升，斋名自嬉堂。浙江会稽陶堰（今绍兴县陶堰镇）人，清末著名外交家、金石书法家。

[贰] 出土碑碣

2002年7月《杭州朱氏日生堂药室重兴记》《胥山老农五十五岁小像》碑出土，新闻媒体报道后引起广泛关注。

《杭州朱氏日生堂药室重兴记》系吴恒撰文、金鉴书碑。吴恒（1826—1895年），字仲英，号颂音，晚号鹤翁，浙江仁和县（今杭州）人，光绪初曾任松江海防同知。吴恒嗜金石、善书画，朱大勋次子朱景彝是吴恒之婿。

金鉴（1831—1911年），字明斋，号弈隐，浙江钱塘县（今杭州）人。他酷爱书画，精于鉴别真伪，书法、刻印造诣颇深，还善于鼓琴弈棋，围棋有江南国手之称。碑文落款"如小弟"，可知金鉴与朱大勋有八拜之交，他和朱景彝都是西泠印社筹创时期的重要人物。

碑文记载了朱养心药室数百年沧桑，所述大多是吴恒亲闻亲历。由于吴恒、金鉴与朱大勋、朱景彝关系非同一般，这份资料对研究朱养心药室历史有特殊价值，全文照录，辨认不清处以"□"标记。

《杭州朱氏日生堂药室重兴记》

吾杭朱氏日生堂，为前明中叶养心朱公医药济世之所。公讳志仁，本余姚人，邃于医理。天启间，避兵之杭。遇黄冠于江上，授异方，所学益精。悬壶胥山麓，治多奇效，贫乏不收值且赈恤之。久则里人感者众，断无以报，爰聚金倚山构庐而崇德焉。营始之日黄冠忽来，卜时占向，祈以"子孙久长、永无火患"诸语。并浚井于堂下，汲水制膏，灵验无比。取生生不息之义，遂以"日生"名其堂云。厥后世守其业，绵延勿替。至我亲家砚臣老弟，已九祀矣。诜羽相依，未尝分爨。会咸丰庚辛之变，举家离散。砚臣仓皇出走，由绍而宁、而沪，与余相值，共草余生，欢然道故。乃谓余曰："祖宗创业维艰，端赖继起有人。吾家三百年故业，岂可自我而坠。幸所传济世良方，尚珍藏行箧，非先灵默佑而然耶？"余感叹之。遂同赁屋，余居上层，而砚臣列肆下，虽身居阛阓而好行阴德，犹有祖风。至炮制修合，属其兄展也任之，靡不细心推求，悉合古制，艰瘁经营，俱有条理。暇辄以临池自娱，求书者户限为穿。余同学之而钦佩之也。同治甲子，左军复杭，拟做□□，未敢造次。于是子身旋里，但见老屋五木肖然，余成瓦砾，无复旧时门第。重来沪上极力告贷。余喟然："□重振□于□分内事，然当大兵之后，十室九空，□何能偿？不若少□毋□□昆季中尚不止尔二人，聚族而谋较易。"砚臣曰："不然，今离居荡析，聚首何时？若力能复旧，俾散者渐集，如鸟归林。启后承先重赖此举，他非所计也。"典交者闻其词，无不钦为感德成，乐为成。卒获赀以还。重新堂构，复理旧业。散者乃来同室归处。今其子弟济济一堂。未始非吾亲家中兴之力？往事已矣，来日方长，凡属后昆能以其心为心，讵不得为朱氏之肖子功臣也？甚愿居其室者饮水思源，相友相爱，云礽百世，毋负我亲家独力营巢之苦心也。爰作记以示来者。

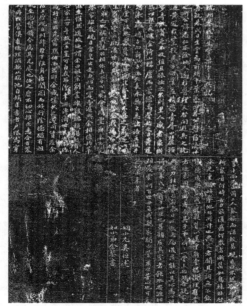

《杭州朱氏日生堂药室重兴记》碑

姻小兄吴恒述

如小弟金鉴书

另一块珍贵的石碑是《胥山老农五十五岁小像》，碑出土时已残，撰文、书碑者均不详，仅可推知撰文者约出生于清道光末，与朱大勋是亲戚，又是朱景彝的老师，但仍可窥知朱氏日生堂复兴者朱大勋的生平事迹。碑因其五十五岁造像而立，文中有"宝遗墨弗失"，立碑时间应是朱大勋去世的光绪十一年（1885）后，约在清末或民国初。

残碑文字如下，文中的"穆堂"即康熙、乾隆年间著名学者李绂，"榑桑"即扶桑，指日本。

《胥山老农五十五岁小像》

胥山老农钱唐人，姓朱氏、讳大勋、字砚臣，结庐胥山麓，因以为号。为性高尚，初试于有司，见防范过严，曰：此岂待士人礼与！遂舍去肄，力于金石碑版之学，上通斯邈源流。临池挥洒妙绝一时，文笔清峭，书牍类穆堂。平居薄轩冕、鄙锱铢。居山林而不枯，近市廛而益洁。与贤达游觞咏尽欢，贫交周急无吝色，济族任恤敦焉。

靡倦书名既噪，海外榑桑才俊咸来请业。晚景稍悴，愈形负白，其笃行有如此。余童年遇君甬上，时方避寇，毡笠缊袍绝无修饰，而玉表殊唇望之如高松幽兰，尘念俱消。

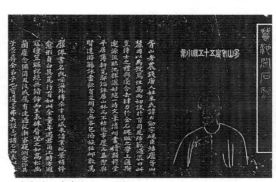

日生堂重兴者朱大勋石刻像

及后，戚属有连过从渐密，窥测愈□。其子景彝，余弟子也，宝遗墨
弗失，谨寿诸石而表以……（下佚）

[叁]朱养心膏药相关传说

关于朱养心的传说，数百年来为杭州百姓津津乐道，流传最广
的是铜绿膏和朱家水墨龙画的传说。

有一个"和合二仙助养心"故事：朱养心来到杭州吴山下悬壶，
自制膏药。他医术高明，乐善好施，收留了两个少年当学徒。这两
个少年干活勤快，只是无论晴雨寒暑，午饭后都会结伴到后园山麓
玩耍。朱养心见他们聪明伶俐，又如此融合，很是喜欢。一年冬天大
雪，二少年又向后园走去，正巧被朱养心看见。朱养心感到蹊跷悄
悄尾随。只见他俩坐在山麓一片冰雪的地上嬉耍，天真可爱。朱养
心心疼他们受冻，正要上前劝他们回家，不料这两个少年觉察后竟
跑向山上，在茫茫雪地中跑得无影无踪。

朱养心走到少年坐过的地方，只见雪地上铺着一张翠绿的大荷
叶。大寒天居然还有青荷叶，而且如此之大，朱养心十分惊讶。他边
走边想，猛然醒悟：荷不就是"和"吗？二人形影不离不就是"合"
吗？这两个孩子莫非是和合二仙？朱养心想，既然如此，这张荷叶断
非等闲之物，便收起珍藏。

自从两个少年走后，朱养心药室煎膏就是达不到结珠。朱养心
想，难道秘密在那张青荷叶？他取出荷叶投入正在熬膏的锅中，片刻

膏汁浓缩，滴水成珠，而且摊成膏药对疮毒有奇效。朱养心为膏药起名"童禄膏"也就是后来的铜绿膏，又称朱氏碧玉膏。自此，朱养心在后院设堂供奉和合二仙，煎制铜绿膏投放荷叶也成了朱家祖制。

关于铜绿膏还有一个传说：杭州吴山大井巷来了一个拄着拐杖的瘸子，坐在朱养心药堂门口阶沿石上，腿上流着脓血，腥臭难闻。朱养心了解到这人顽疾已多年，回去取出一张最好的膏药，替瘸子洗净脓血贴上。

朱养心原以为贴上三天就能去脓血，生新肉。不料过了一个月，膏药换了十次，依然不见效，自己也不明白为何如此难医。

瘸子最后一次来药堂时，天正下着雨。他头上戴着一片遮雨的鲜荷叶。他对朱养心说，我贴了十次还是脓血不止，膏药的问题可能在熬药锅。朱养心将信将疑，领他到熬药炉旁，瘸子摘下头上的荷叶投入灼热的铁锅，荷叶竟和铁锅贴在一起，膏药也变成了荷叶颜色。原来瘸子是神仙铁拐李所扮，特地来看看朱养心是否真如所传的那样仁慈。从此，朱养心堂多了一种神奇的"绿药膏"，生意越来越好。

水墨龙画传说：朱养心心地仁厚，好行善事，对上门求医的穷苦百姓都免费医治，赠送膏药。一天，店门口来了一个自称姓李的瘸腿老头，衣衫褴褛、蓬头垢面，腿上脓血汩汩、奇臭难闻。朱养心将老头搀进店，饭菜相待后，又端来热水亲手将老头腿上的脓血洗干净，贴上膏药，扶他休息。老头上床时碰翻了脚盆，洗过疮毒的污水泼进了拌药料的缸，一缸药料只好废弃。朱养心却安慰他安心休养，不必介意。

老头在朱家白吃白住多日，朱养心天天替他洗脚换药。一天老头对朱老板说："承蒙你不嫌脏臭为我治疮毒，分文不取，实在感激。我身无一物可谢，不过自幼精通丹青，请备纸墨，容我画幅画留作纪念。朱养心买来宣纸，备好笔墨。老头铺开宣纸，随手抓起一碗墨汁往纸上一倒，用手涂抹了一阵，嘱朱养心妥为保藏，然后告辞。

这时，那只废弃的缸里突然散发出浓烈的芳香。再看那张还没卷起来的画，原先墨黑一团的纸上隐现出一条水墨龙。宛若于云海中昂首喷水，越看越真切。朱养心猛然醒悟，这个姓李的老头是八仙中的铁拐李，连忙焚香叩拜。从此以后，朱养心煎制的膏药药效更好，膏药店名气也越来越大。

另一个水墨龙画的传说前半部分相似，也是铁拐李装成的贫病邋遢的烂腿老头，朱养心留他食宿，精心治疗不取报酬。后半部分有所不同：吴山乌龙井里有条黑鱼，数千年修炼成了乌龙。乌龙一出井便风雨交加、雷电相随，屋毁人伤。铁拐李收服了乌龙，有感于朱养心的善良忠厚，命它守护朱宅。

铁拐李到了朱家，要朱养心拿出一张宣纸，将装进葫芦的乌龙倒在纸上，成了一幅水墨龙画。朱家把这幅画挂在店堂壁上，从无火患。

有年大井巷火灾，四周房屋烧掉几十家，唯独朱养心膏药室安然无恙。许多人看见朱宅屋顶隐隐有条黑龙在喷水灭火。大家都说是水墨龙在庇佑朱家。

据朱氏后人记忆，朱家确实珍藏着一幅水墨龙画，直到"文化大革命"才被毁。旧时过年都要恭恭敬敬地请出水墨龙画挂在大堂，三牲恭陈，香烛明燃，合家顶礼膜拜。大井巷一带人烟稠密，火警频发也是历史事实。民国初朱家祖母过世，停灵厅堂办丧事，旁边突然失火，烈焰腾空。大家急着抢移老人遗体。遗体刚抬出，将要烧到店堂的大火居然熄灭了。有学问的朱氏长者解释：朱宅坐山向北，地处阴湿，两旁有高高的封火墙，所以延伸过来的火焰往往不燃自熄。

朱养心心地仁厚，恤贫行善，常对穷苦百姓免费医治，赠送膏药。流传于民间的种种传说，是对朱养心"行善必有好报""吉人自有天相"的注解，蕴含着人们的赞誉。

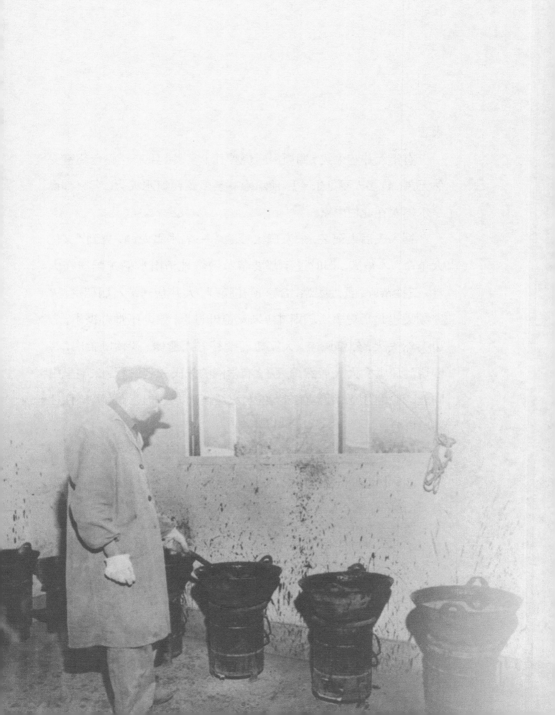

五、朱养心传统膏药制作技艺的传承与保护

朱养心创立日生堂药室后，子孙皆世其业。初为行医、制药合一，后以膏药制作为主业。在二十世纪五十年代之前，其膏药制作技艺只在家族中传承。二十世纪五十年代中期所有制改变，膏药制作技艺转为在企业中师徒相传。

随着中医药文化日益被重视，朱养心这家四百年老字号及其特色产品越来越受关注。尤其是非物质文化遗产保护工作开展以来，在政府主导下，朱养心传统膏药制作技艺及其文化内涵被挖掘、整理，并进一步落实了保护措施。

五、朱养心传统膏药制作技艺的传承与保护

[壹]传承谱系

（一）家族内代代相传

独特的管理方式也是朱养心字号的特色。朱养心字号的经营模式是家族管理，他们一直在遵祖训轮流坐堂。最初共有七房，二房与三房在清咸丰末、同治初的战乱中失散，各房的轮流经营重新划分：大房为长，十五天；四房十天，六房也是十天。五房的独苗男丁病天，一度停了经营。后来六房过继给五房一男孩，从十天中分出四天，就成了六房经营六天，五房经营四天。七房在太平军败退后，与二房、三房一样，也没有了下落。有一天，一位老家人抱来一男孩，说是七房的血肉，如此，又分出四天经营权给了此男孩。如此，左右宅院住着大房、四房、五房、六房、七房五支后裔。产权共有、轮流经营，朱养心药室独特的财产管理、利益分配方式，大致体现了公平原则，故在相当程度上形成了朱

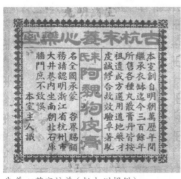

朱养心药室访单（赵大川提供）

养心字号的合力，堪称中国商业史上一奇。而继承积善立身、立业
是朱养心字号的家风。

朱养心膏药制作技艺，由一代代传承人口传心授传承下来，其
后人一直秉承专注伤科的经营理念与勤勉精进的祖训，精心传承与
保护传统膏药产品与技艺，并不断在专科领域内发扬光大。朱养心
药室由各房轮流坐堂，分别享有当天的经营利润，这种独特的经营
模式对朱养心品牌的延续十分有利。

熬膏作为一项专业技术性很强的传统手工技艺，旧时基本上限
于家族内传承。我国有许多传统技艺如中医、手工制作等非物质文化
遗产项目的传承，基本上都有传里不传外、传男不传女、传大不传小
等特点。但朱养心家族对传大不传小似乎并不拘泥，一代中常常是不
分大小，数房共其业，因而避免了那种因单传发生意外时技艺失传的
情况。

第一代：朱养心。本名朱志仁，号养心，浙江余姚人。精于医
理，尤其擅长外科。据清朝杭州人吴恒《日生堂重兴记》碑文记载，
明天启年间（1621—1627年），朱志仁为避战乱来到杭州，在胥山
（今吴山）脚下大井巷开设日生堂。其后代世代以此为业，也一直沿
用日生堂的字号。

直到清末民国初，才出现朱养心药室的名称。

朱养心为人厚道，童叟无欺，深得杭城百姓的信赖。他自己上

山采集草药, 在家配制膏丸。若是无钱求医买药的病人来找他, 他总是开方施药, 不取分文。朱养心二子: 长子宾淳, 次子无考。

第二代: 朱宾淳 (1614—1683年), 字惟之, 号麟庵, 别号正心, 系朱养心长子。他继承父业, 曾任钱塘县医学官。朱宾淳生二子: 长子名朱伟, 次子名朱仪。

第三代: 朱伟, 字万我, 生于清顺治二年 (1645年), 卒年不详, 系钱塘郡庠生, 治书经, 生三子: 朱廷佐、朱廷臣、朱廷光。朱仪, 字叔伟, 生于清顺治十年 (1653年), 卒于康熙五十年 (1711年), 国学生, 后任州同知, 生七子: 朱廷相、朱廷耀、朱廷凤、朱廷瑞、朱廷弼、朱廷栋、朱廷麟。

第四代: 以朱廷耀为代表。朱廷耀, 生于康熙十三年 (1674年), 卒于乾隆二十四年 (1759年), 生三子: 朱元骥、朱逢源、朱蒂。

第五代: 以朱元骥为代表。朱元骥, 字德长, 生于康熙四十三年 (1704年), 卒于雍正八年 (1730年), 诰赠奉政大夫, 生子朱学泗。

第六代: 以朱学泗为代表。朱学泗, 字安之, 号胥麓, 生于雍正五年 (1727年), 卒于嘉庆十七年 (1812年)。生二子: 朱楷、朱杭。

第七代: 以朱楷为代表。朱楷, 字饬隅, 号朴崖生, 生于乾隆十八年 (1753年), 卒于嘉庆十九年 (1814年), 国学生, 生五子: 朱瑞会、朱右会、朱肇会、朱道会、朱寿会。

第八代: 以朱肇会、朱道会为代表。朱肇会, 生于乾隆五十一年

（1786年）；朱道会，生于乾隆五十四年（1789年）。朱道会生三子：朱大鼎、朱大升、朱大勋。

第九代：以朱大勋为代表。朱大勋字砚臣（又作研臣），晚号胥山老农。生于道光九年（1829年），卒于光绪十一年（1885年）。据出土的《胥山老农五十五岁小像》碑及其他史料记载：朱大勋系国学生，原本习儒，为性高洁，最初应科举考试，见考试机构对应试者防范过于苛严，犹如防贼，大为反感："这哪里是对待士人之礼！"于是，他放弃科举之路回朱氏药肆，还致力于金石碑版之学。朱大勋书法造诣颇深，能作擘窠大字。

朱大勋是朱养心药室战乱后得以重兴的关键人物。1860年前后，清政府勾结洋人组成洋枪队镇压太平军，在苏州等地展开大战，波及杭州。朱大勋家庭中数人和大哥朱大鼎及堂兄弟朱大启、朱大成等先后遇难，幸存的朱氏家族成员为避兵祸举家逃亡。朱大勋从绍兴辗转至宁波，后又到了上海。

朱大勋在上海开设朱养心药室，由朱肇会第三子朱大成任技师。为重振朱养心日生堂祖宗基业，朱大勋从上海回到杭州，但朱氏日生堂已是劫后余灰、荡然无存。他重返上海借钱，里人感念朱氏世代以医行善，纷纷聚金相助，朱氏日生堂得以重建，朱氏家族终于回到了杭州。

第十代：以朱景彝、朱承昌为代表。朱景彝，原名朱承彝，朱大勋次子，过继给朱大鼎后改名朱景彝，号剑芝生，生于同治七年（1868年），卒于1848年。他是西泠印社早期的重要人物。朱承昌，朱大勋第三子，字厚甫，生于同治十年（1871年），卒于光绪十九年（1893年）。

第十一代：以朱锡琳、朱廉声、朱鸿鼎为代表。朱锡琳，字雪聆，生于光绪十七年（1891年），朱承昌之子。至1950年时，他与朱燕孙、朱廉声、朱鸿鼒、凤婉麟等5户朱氏后裔共同经营朱养心药室，由朱廉声任负责人。朱鸿鼒为朱养心第十二世孙，生于1910年。朱廉声去世后，朱鸿鼒任负责人。

据朱氏后裔朱树基回忆，朱家书香门第，后人文学修养都不错，结交的也都是当时的文人雅士和社会名流。朱家第十代后人为其父亲朱大勋立了碑，以铭记他的书法建树。后来石碑全被挖走了。"文化大革命"时，朱树基听说那些记载着朱养心药室历史的石碑被搬去当垫脚石，深感痛惜。

（二）企业师徒相传

1956年公私合营后，朱养心药室进入新的经营机制。以师带徒成为朱养心传统膏药技艺的主要传承方式。这种方式在"文化大革命"中也遭到破坏，处于半消亡状态。近年来，朱养心企业内部正式确立师傅带徒弟机制，逐步培养年轻、高素质的制膏师傅。从朱氏家族到王朔明，从王金祥到邓浩、詹诗盛，都是师徒相传。

朱养心膏药在企业中传承，既保存着基本传统工艺，也在某些环节与时俱进、有所创新。最重要的是，企业传承是朱养心事业和品牌的延续。

膏药制作技艺多道工序，昔时全凭手工操作。因此，公司内作为该项目的传承人至少应掌握一项或多项技艺。由于企业体制的原因，许多传承关系与同事关系交融，代际序列已非昔时家族传承那样脉络清晰。现据相关资料列举部分传承人如下：

邵祝灿　1956年公私合营后，邵祝灿成为朱养心药室学徒，以后随朱养心药室并入国有企业，担任朱养心药室负责人。1981年，朱养心药室撤室建厂，他任朱养心药厂第一任厂长。之后，朱大龙、范金良、程旻等人先后担任药厂负责人。

王朔明　出生于杭州市郊乔司镇，早年读过几年私塾。抗日战争爆发，社会动荡不安，读不了书。于是，他被父母送到益元堂药铺做伙计，打下了中药工的基础。王朔明18岁到杭州立仁堂中药店工作，同时在业余学校学习。1956年，杭州市私营药房全部实行公私合营，王朔明从庆和堂药店调到人民药店。1959年，

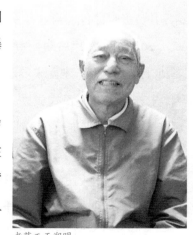

老药工王朔明

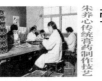

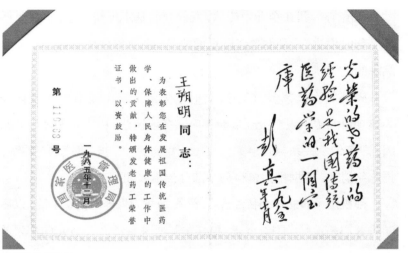

老药工荣誉证书

王朔明被调到朱养心药室工作，掌握了膏药制作最关键的熬膏技术，并负责原材料采购。

20世纪70年代后期开始筹建朱养心膏药厂，在原来前店后坊的基础上扩大规模，建立朱养心膏药厂，由王朔明操办筹建。1982年7月，朱养心膏药厂正式成立。熬膏场地几易其址，王朔明带着继承手艺的儿子，远离杭州在外地为药厂工作。

李邦良　1946年5月生于浙江义乌，南京理工大学药学经营管理专业本科学历，教授级高级工程师。1970年，进入杭州华东制药厂从事医药制作；1999年，接手朱养心膏药厂，从事生产管理工作。

李邦良是改革开放后朱养心膏药制作新一代传承人，现为华东

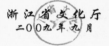

证　书

李邦良　同志：

被评定为第三批浙江省非物质文化遗产
"朱养心传统膏药制作技艺"代表性传承人。

编号：03-Ⅸ-666

浙江省文化厅
二〇〇九年九月

浙江省非物质文化遗产项目代表性传承人证书

医药股份有限公司董事长、总经理。2009年，被评定为朱养心传统膏药制作技艺省级代表性传承人。

王金祥　生于1967年。20世纪80年代初，王金祥初中毕业，在父亲王朔明的期盼与坚持下，放弃了喜爱的电器行业，子承父业学做膏药。在父亲言传身教下，王金祥慢慢地喜欢上了熬膏，熟练掌握了这门传统手艺，积累了丰富的经验，成为朱养心膏药的生产技术骨干，被朱养心药业有限公司任命为首席熬膏师。2015年，王金祥被评定为朱养心传统膏药制作技艺杭州市级代表性传承人。如今，王金祥正在带教邓浩、詹诗盛等朱养心膏药制作技艺的新一代传人。

刘秋敏　生于1965年。2001年，刘秋敏进入朱养心膏药厂，任生产制造部经理。王朔明师傅以身试药,膏药贴满前胸后背的情景令她震惊。之前一直做化学药品的刘秋敏设想用仪器或另外的手段来定性、定量检测膏药的老嫩程度。王金祥每做一锅膏药,她就在旁边跟踪,将油温、锅内药油的变化状况、如何加丹、多少温度捞药渣等要素一一记录下来,当时的质检科科长在这个问题上也有不少想法。后来,他们共同努力,解决了这个自古至今在膏药制作中的难题。

随着历史文化日益被重视,朱养心这家四百年老字号及其特色产品越来越受关注。尤其是非物质文化遗产保护工作开展以来,在政府部门主导下,朱养心传统膏药制作技艺及其文化内涵被挖掘、整理,并进一步落实了其保护措施。

[贰]存续状况

由于多方面的原因,朱养心传统膏药制作技艺的生存面临着许多困难。

首先是经典古方搁置,甚至失传。经典古方膏药的品种繁多,许多品种被搁置已久,目前还在生产的品种并不多,如何使更多经典膏药品种焕发出活力,造福于民,是一大难题。以碧玉膏为例,虽然滴水成珠、去火毒、摊膏这些环节与黑膏药相同,但具体过程还是有所区别的。碧玉膏贵在嫩而色好,熬制时间及温度是关键。其原料松香,要按一定比例选用嫩白色粉状脂与老松香,所用植物油料有香油(菜油、麻油)和蓖麻子油。铜绿加入温度不能过热,时间不能过长，否则不是颜色焦黄就是偏嫩而不易凝固。碧玉膏曾是朱养心历史上最有名的产品之一，但停止生产已近五十年，技艺濒临失传。

第二是资深熬膏师傅越来越少，而且后继乏人。熬膏工艺复杂，技术要求高，主要依靠经验与熟练程度，需要手把手地教。目前掌握技艺的资深师傅，或已谢世，或年逾古稀，到了几近失传的境地。

工艺过程"炸药、炼油、下丹、收膏"都是在冒着油烟的锅旁高温环境中操作，分批次、大数量进药、出药，劳动强度大；真正要掌握技术，需要几年如一日勤学苦练，年青一代能承受如此辛苦的人并不多。

第三是大众用药习惯改变。西药及现代医学治疗手段的进入，难以避免地导致黑膏药影响力日渐式微。

第四是一些药材日益稀缺，价格也越来越高，生产成本不断上涨，制约着传统膏药的生存空间。

传统膏药生产过程中需要几十味上等中药材及大量植物油，其中一些名贵原料的货源越来越少，价格越来越贵，加之药品生产环境要符合新标准，必须投入大量的改造资金，以致传统膏药生产成本提高，但销售价格却一直在低价位运行，成为影响企业经济效益的负面因素。目前，朱养心药业有限公司仍在生产的膏药产品只有万灵五香膏、狗皮膏、清凉膏药三种，逐瘀消肿膏、五香伤膏两种产品停产, 但保留着药品生产批准文号。

[叁]保护措施

（一）政府部门的大力抢救

改革开放以来, 党和政府对传统文化的保护极为重视。随着文化软实力作用日益凸现, 朱养心传统膏药也越来越受关注。1990年9月编撰的《杭州医药商业志》、2003年3月编撰的《浙江省医药志》, 都在"名老药店"中以显著地位载入朱养心膏药厂的内容。朱养心膏药还被载入1999年4月出版的《杭州市志》。

位于杭州大井巷13号朱养心膏药店旧址的清代建筑, 完损等级属危C级房（局部危房）, 是杭州第一批公布的七十五处历史保护建筑之一, 并在公布前就被划入了清河坊二期保护工程。保护要求中提到, "整体修缮建筑, 拆除搭建, 并加强对建筑的日常维护"。

21世纪初, 政府开展非物质文化遗产保护工作, 朱养心传统膏药制作技艺被列入重点保护项目。2007年, 文化部门和朱养心药业有限公司一起组织力量, 对朱养心传统膏药制作技艺进行全面的挖掘、整理, 将相关资料建立档案, 制订保护计划, 落实保护措施。2008年, 朱养心传统膏药制作技艺被列入杭州市非物质文化遗产代表性项目名录。

2008年, 在政府文化部门指导下, 朱养心药业有限公司开始将朱养心传统膏药制作技艺申报为浙江省非物质文化遗产, 在原有的基础上整理、充实了大量新的历史资料。通过走访老药工、朱氏后人以及当时的熬膏师傅，比较完整地整理了该项目全过程和技术要点，以及朱养心品牌文化内涵，并且请专业人员拍摄了朱养心传统膏药制作技艺录像片。

2010年，朱养心传统膏药制作技艺被列入浙江省非物质文化遗产代表性项目名录。2011年，朱养心传统膏药制作技艺被列入国家级非物质文化遗产代表性项目名录。按照属地管理的规定，该项目的保护、传承实施主要由杭州市拱墅区非物质文化遗产保护中心负责具体指导和扶持。

2012年10月，杭州市拱墅区成立了非物质文化遗产保护中心，并建立了三十个非物质文化遗产传承基地，朱养心药业有限公司为其中之一。2013年6月，杭州市非物质文化遗产保护中心建立了非物质文化遗产展示厅，朱养心传统膏药制作技艺被列入展出内容中。

2013年9月，杭州市文化广电新闻出版局召开市非物质文化遗产生产性保护工作现场经验交流会，朱养心药业有限公司膏药车间被定为杭州市首批非物质文化遗产生产性保护基地，并在交流会上受到表彰。

2015年6月，浙江省文化厅主办"我们的精神家园——浙江省国家级非物质文化遗产图片展"，朱养心传统膏药制作技艺作为国家级"非遗"名录项目被展示。

2014年底,省文化厅部署《浙江省非物质文化遗产代表作丛书》第三批国家级非物质文化遗产名录项目编撰,《朱养心传统膏药制作技艺》被列入其中。拱墅区非物质文化遗产保护中心对公司参与撰写人员进行培训和工作指导,撰写中对《杭州朱氏日生堂药室重兴记》《胥山老农五十五岁小像》碑刻作了较深研究,对朱氏家史及日生堂兴衰有了新的发现。

(二)企业中的抢救措施

一直以来,企业视朱养心品牌为重要的无形资产。"文化大革命"期间,朱养心膏药厂职工冒着风险抢救了一批朱养心膏药制作的相关实物,使记载着膏药配方的《祖遗成方》抄本等珍贵资料得

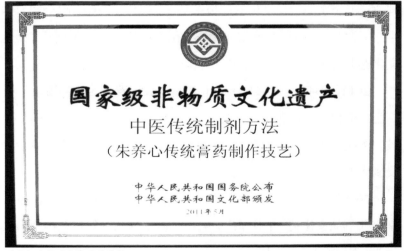

国家级非物质文化遗产牌匾

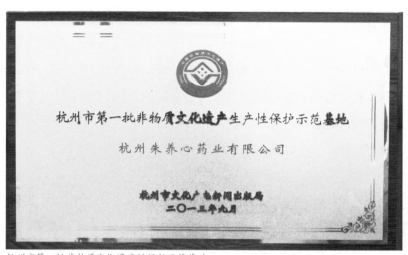

杭州市第一批非物质文化遗产性保护示范基地

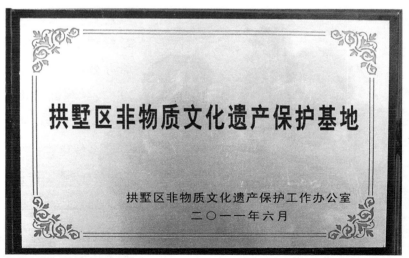

拱墅区非物质文化遗产保护基地

以保存下来。2002年7月，大井巷朱养心药室旧址出土了已被击碎的日生堂历史碑刻，公司将碑刻修补，并移至档案室妥加保存。朱养心药室文物被发现后，杭州新闻媒体纷纷报道并介绍了朱养心膏药的历史，在社会上引起了很大反响，一时在杭城重现了朱养心热。

早在民国时期，朱养心产品已使用"墨龙"注册商标。1982年重建膏药厂时，"墨龙"商标已被同类商标抢先注册，因而朱养心膏药厂产品只好改为"武功"商标。然而朱氏"墨龙"在国内及海外华人中仍记忆犹新。后来，朱养心药厂对商标进行了重新构思设计，1995年11月，正式注册"双墨龙"商标，恢复了品牌传统。

非物质文化遗产保护工作开展后，朱养心药业有限公司认真履行保护职责，由公司总经理亲自负责，综合办公室、生产技术部门、销售部门共同组成保护工作班子，开展系统化、常态化保护和传承工作，并将其列入公司的《五年发展规划》，还将投入的资金列入专项

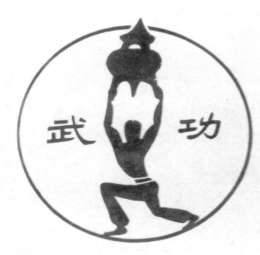

曾经使用过的"武功"商标

财务预算。

　　公司收集了朱养心药室早期的制药器皿、《祖遗成方》抄本等实物，使其得到妥善保存。公司还派专人到杭州市、宁波市档案馆查阅朱氏族谱，走访朱养心后人和已退休的最早几位制膏工人。公司将这些资料整理成朱养心膏药及企业发展史，配以图片及文字说明，进行保存和展示。

　　公司将健在的最早一批制膏工人聘为终身顾问，每年发放津贴，进行慰问拜访，并以口述笔录、录音、录像及照片等方式将他们的制膏经验及技术进行记录，供传承使用。

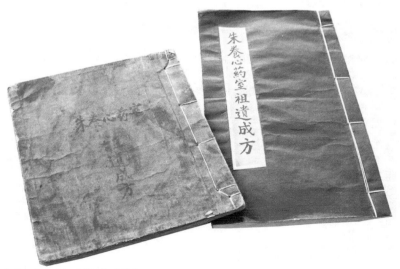

朱养心药室《祖遗成方》手抄本

公司内部建立师傅带徒弟机制，建立一支年轻化、高素质的制膏工人队伍，人数已从最初的十五人扩增到四十五人。公司制订了重点培养与奖励政策，选拔优秀制膏工人，定级为技术主管，按月发放工作津贴，将其身份纳入公司管理干部队伍。

公司成立了朱养心文化遗产保护委员会，建立人才培养基金会，在政府主导下与老字号协会和浙江中医药大学等科研单位展开多方位合作。

为服从杭州中心城区退出第二产业、加速发展第三产业的总体规划，公司斥资购入新的地块进行建设，将膏药生产与传承基地从杭州主城区搬迁至下沙经济技术开发区。2014年，膏药车间完成了新版GMP认证，并作为朱养心传统膏药制作技艺新的传承基地。

传统膏药制作技艺的继承、发展促进了朱养心品牌的恢复、弘扬，使企业的知名度不断提高。2004年，朱养心药业被评定为浙江省知名商号；2006年，朱养心药业有限公司被商务部认定为首批中华老字号企业；之后又参加了在日本以及我国台湾地区、杭州

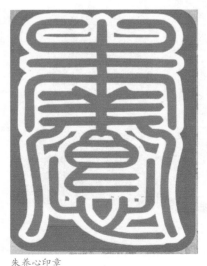

朱养心印章

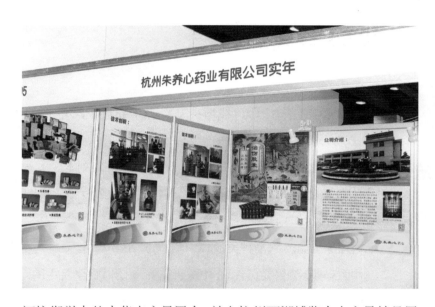

河坊街举办的中华老字号展会，并在杭州西湖博览会老字号精品展上展出，进行现场制膏、售卖及宣传活动，有力扩大了朱养心传统膏药与四百年老字号品牌的知名度。

公司制订了朱养心传统膏药技艺的保护计划，主要内容有对经典膏药古方的挖掘、开发与推广，对传统膏药的作用机理及临床医学等进行深入研究，建立学术、文史研究工作室。目前正在充实资料，准备编撰出版《中国传统膏药史》，介绍传统膏药的历史、工艺、现状与发展；拟在朱养心老宅基础上进行恢复性重建，集膏药制作、展示与治疗为一体，重现朱养心药室的历史风貌。

主要参考文献

1. [明]聂心汤主修，万历《钱塘县志》，八千卷楼丁氏刊本。见余杭区地方志办公室，《余杭古籍再造丛书》。

2. [清]郑沄主修，乾隆《杭州府志》，乾隆四十九年刻本。

3. [清]范祖述原著、民国洪岳补辑，《杭俗遗风》，六艺书局印行，民国17年（1928年）4月。

4. [民国]徐珂编撰，《清稗类钞》，中华书局，2010年1月。

5. 《中医辞典》编纂委员会编，中医研究院、广州中医学院主编，《简明中医辞典》（试用本），人民卫生出版社，1979年3月。

6. 杭州医药商业志编纂委员会编，《杭州医药商业志》，中国青年出版社，1990年9月。

7. 朱德明著，《浙江医药通史》（古代卷、近现代卷），浙江人民出版社，2013年11月；朱德明著，《杭州医药文化》，浙江人民出版社，2011年9月。

8. 杭州市地方志编纂委员会编，《杭州市志》第四卷，中华书局出版社，1999年9月。

9. 王福庵审定，秦康祥编著，孙智敏裁正，《西泠印社志稿》，浙江古籍出版社，2003年11月。

10. 浙江省医药志编纂委员会编，《浙江省医药志》，方志出版社，2006年3月。

11. 张承烈主编，《钱塘医派》，上海世纪出版股份有限公司、上海科学技术出版社，2006年3月。

12. 谢观编纂，《中国医学大辞典》，商务印书馆1921年7月初版，商务印书馆国际有限公司1995年3月重印。

13. 陈邦贤、严菱舟合编，《中国医学人名志》，人民卫生出版社，1955年4月第一版，1983年4月第二次印刷。

14. 单锦珩总主编，《浙江古今人物大辞典》，江西人民出版社，1998年8月。

15. 马时雍主编，《杭州的山》，杭州出版社，2003年1月。

16. 杭州市上城区政协文史资料委员会、杭州市吴山地区开发建设指挥部编，《吴山大观》，杭州出版社，2005年10月。

17. 夏树国主编，《金字招牌——杭州名店》，上海科学技术出版社，1990年5月。

18. 朱金坤总主编，余杭历史文化研究丛书·民间文化之《传统医药》（叶华醒编撰），西泠印社出版社，2010年11月。

19. 杭州市经济委员会编，《杭州工业非物质遗产大观》，西泠印社出版社，2011年1月第一版。

后记

　　朱养心传统膏药制作技艺于明万历年间起源于浙江余姚，天启时朱养心迁居杭州，在吴山之麓创建日生堂药室，即朱养心药室的前身。

　　朱养心是杭城至今历史最为悠久的老字号之一，当年以制作膏药等外科用药崛起于医药荟萃的杭城，不久便闻名遐迩。四百多年来虽然历经沧桑，朱养心药号依然在延续发展，其产品特色及传统膏药制作技艺为今日的朱养心药业有限公司继承和发扬光大。朱养心传统膏药制作技艺受到各级政府的高度重视。2011年5月，朱养心传统膏药制作技艺被列入国家级非物质文化遗产名录。

　　2015年初，在浙江省文化厅和杭州市拱墅区文化广电新闻出版局领导下，企业开始编撰《朱养心传统膏药制作技艺》一书。朱养心药业有限公司组成专门班子，由公司办公室主任徐丽艳、主任助理宗凌玲负责编务工作，后又邀请叶华醒参加编撰。宗凌玲承担了基础文字整理和照片搜集、补摄。图片除署名外，均由朱养心药业有限公司提供。

　　书稿完成后，中共拱墅区委书记许明于百忙中为本书作序。编撰中得到浙江省非物质文化遗产保护专家委员会成员、杭州师范大学人文学院历史系教授朱德明的指导和审阅，还得到拱墅区非物质文化遗产保护中心文闻老师的大力帮助。文史专家赵大川老师提供了不少珍贵的实物照片，为本书增色不少。朱养心后裔朱曼倩、朱树基，老员工王朔明师傅以及刘秋敏、王金祥等接受了我们的专访。对所有对我们进行帮助和指导的同志，谨表衷心的感谢。

以政府主导的非物质文化遗产保护工作开展以来，朱养心传统膏药制作技艺的历史渊源和技术内容得到了比较系统的挖掘、整理，为本书编撰奠定了基础。本书是对该项目保护传承工作的继续和总结，同时在考证的基础上对原有资料中的少数内容作了校核，并尝试对朱养心膏药的产生和延续的内因作了初步探讨。鉴于我们水平和学识均很有限，本书内容难免有不当甚至错误的地方，恳请读者批评指正。

李阅东　　叶华醒

2016年9月

责任编辑：盛　洁

装帧设计：薛　蔚

责任校对：朱晓波

责任印制：朱圣学

装帧顾问：张　望

图书在版编目（ＣＩＰ）数据

朱养心传统膏药制作技艺 / 李阅东，叶华醒编著.
－－ 杭州：浙江摄影出版社，2016.12（2023.1重印）
　　（浙江省非物质文化遗产代表作丛书 / 金兴盛总主编）
　　ISBN 978-7-5514-1674-0

　　Ⅰ. ①朱… Ⅱ. ①李… ②叶… Ⅲ. ①膏药—配制—杭州 Ⅳ. ①R244.9

中国版本图书馆CIP数据核字(2016)第311098号

朱养心传统膏药制作技艺
李阅东　　叶华醒　编著

全国百佳图书出版单位
浙江摄影出版社出版发行
　　　地址：杭州市体育场路347号
　　　邮编：310006
　　　网址：www.photo.zjcb.com
制版：浙江新华图文制作有限公司
印刷：廊坊市印艺阁数字科技有限公司
开本：960mm×1270mm　1/32
印张：4.75
2016年12月第1版　　2023年1月第2次印刷
ISBN　978-7-5514-1674-0
定价：38.00元